IMPLANTE SEGURO

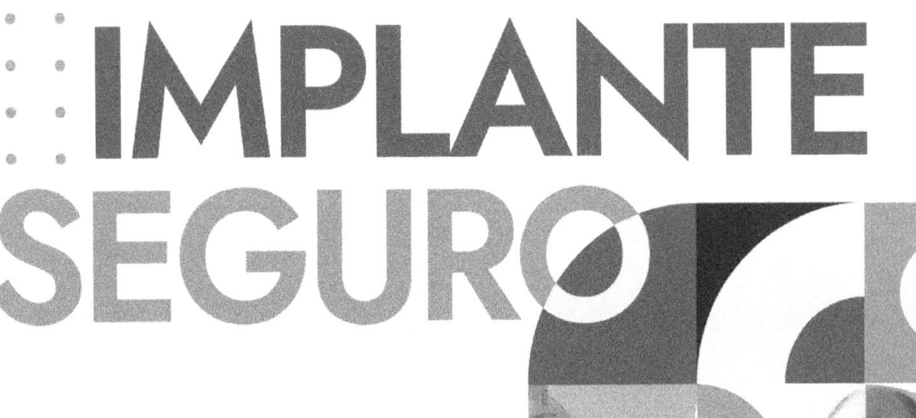

Protocolo jurídico para o CIRURGIÃO-DENTISTA

1ª edição
Novembro de 2024
Rio de Janeiro/RJ

Gabriel Escorcio Sabino

Coordenação editorial: Beatriz Sasse
Design de capa: Marcella Baldassin e Márcio Schalinski
Revisão ortográfica: Nielson Ribeiro Modro
Projeto gráfico e paginação: Ytana Mayanne
Assistente editorial: Eduardo Schalinski

Dados Internacionais de Catalogação na Publicação (CIP)
(eDOC BRASIL, Belo Horizonte/MG)

S116i Sabino, Gabriel Escorcio.
Implante seguro: protocolo jurídico para o cirurgião-dentista / Gabriel Escorcio Sabino. – Rio de Janeiro, RJ: Ed. do Autor, 2024.
16 x 23 cm

Inclui bibliografia
ISBN 978-65-5278-033-1

1. Odontologia. 2. Implantodontia. 3. Implantes dentários – Aspectos jurídicos. I. Título.

CDD 617.693

Elaborado por Maurício Amormino Júnior – CRB6/2422

Este livro foi produzido pela LC Design & Editorial.
Acompanhe em **lceditorial.com.br** ou **instagram.com/lceditorial**.

SUMÁRIO

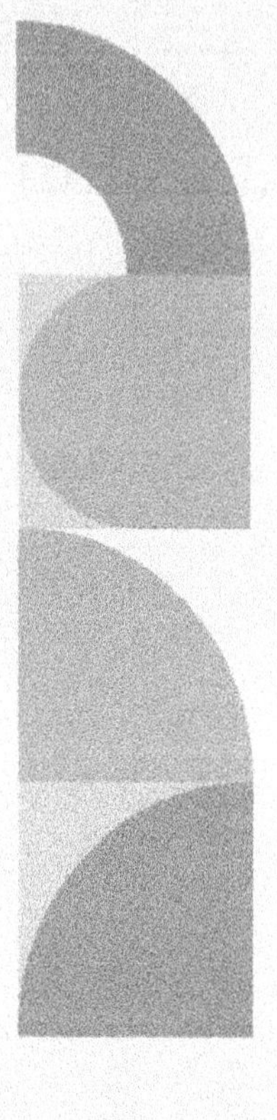

1. INTRODUÇÃO

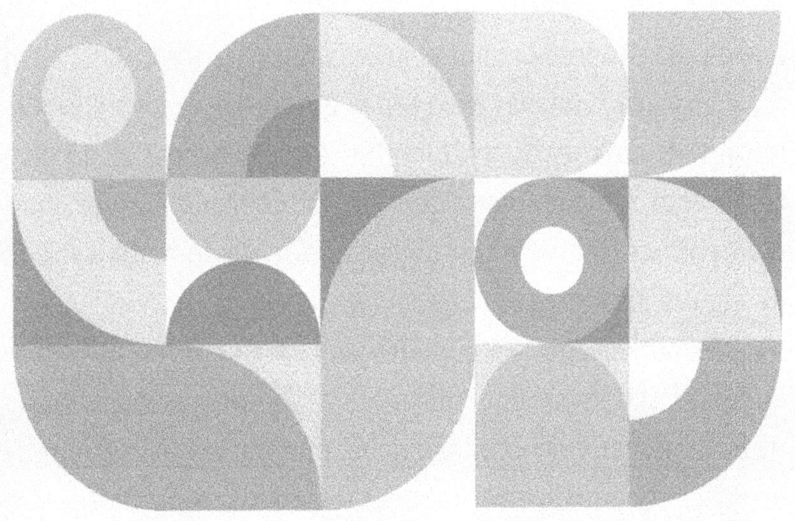

A implantodontia, uma das especialidades mais desafiadoras da odontologia, é capaz de transformar completamente a vida dos pacientes. Seja em razão do restabelecimento da função mastigatória, essencial para a sobrevivência humana, seja pela possibilidade de devolver a autoestima daqueles que perderam seus dentes.

Entretanto, é importante lembrar que com grandes poderes vêm grandes responsabilidades.

Por isso, é fundamental que o profissional da implantodontia compreenda os riscos jurídicos a que está submetido. Desse modo, entenderá a importância de atuar preventivamente a fim de não ser alvo de processos judiciais que, infelizmente, a cada dia são mais comuns nesta área.

Uma ação judicial de um paciente ocorre por múltiplos fatores, muitas vezes combinados: erro na execução do procedimento, falha no planejamento, ausência de exames complementares, falta de comunicação adequada e até a má-fé de alguns pacientes.

Os motivos, portanto, podem ser variados, mas as consequências são sempre as mesmas, já que processos judiciais trazem angústia ao profissional e podem lhe causar danos de difícil reparação em sua reputação. O risco, portanto, está longe de ser apenas financeiro, atingindo a saúde psicológica do cirurgião-dentista e a sua imagem.

Deste modo, para superar esse desafio, este livro propõe um método que seja capaz de ser aplicado e compreendido pelo profissional como o caminho que dá certo, o básico que funciona na criação de uma estratégia preventiva. É a metodologia dos 3 Cs pela qual o profissional será guiado durante o livro: comportamento centrado no paciente, capacidade técnica e comprovação jurídica.

Esta abordagem integrada visa fornecer aos cirurgiões-dentistas as ferramentas necessárias para oferecer um atendimento de alta qualidade, reduzir os riscos de complicações e evitar processos judiciais. Muito além do que trazer teorias jurídicas, o objetivo do livro é apontar de forma prática como o cirurgião-dentista pode aprimorar sua atuação em implantodontia de modo a lhe proporcionar maior segurança jurídica.

Com o conhecimento e as estratégias aqui apresentados, o profissional estará mais bem preparado para enfrentar os desafios da implantodontia moderna.

SEJA BEM-VINDO AO GRUPO DAQUELES QUE PREVINEM AGORA PARA NÃO TEREM DOR DE CABEÇA DEPOIS.

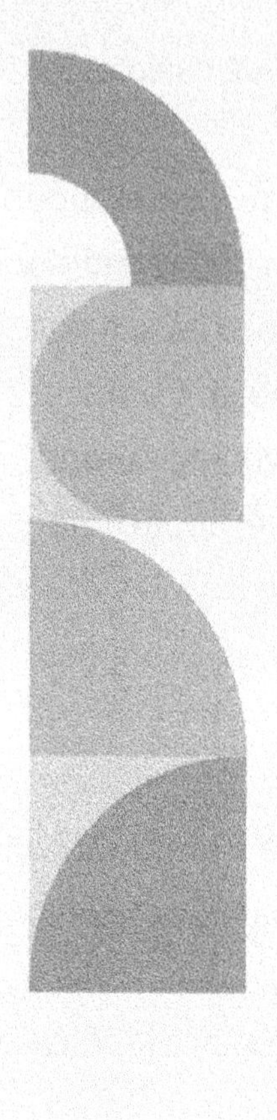

2. O CENÁRIO ATUAL DA ODONTOLOGIA

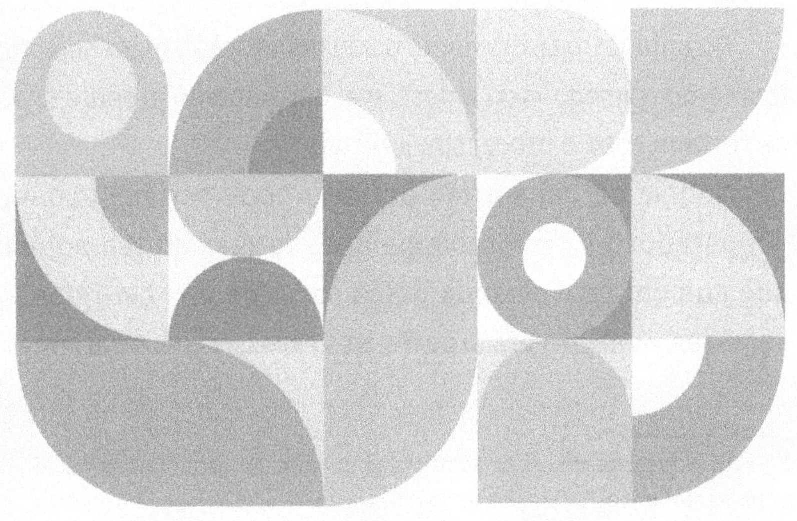

Segundo dados do Conselho Federal de Odontologia, o Brasil já tem mais de 412.000 (quatrocentos e doze mil) cirurgiões dentistas formados[1] e mais de 75.000 (setenta e cinco mil) clínicas odontológicas.

Com o crescimento do número de profissionais no mercado de trabalho, também se observa uma maior conscientização dos pacientes sobre a importância dos cuidados com a saúde bucal e a realização de tratamentos odontológicos.

Como resultado, os serviços odontológicos estão se tornando mais acessíveis, seja por meio de planos odontológicos, seja pela maior divulgação e pela busca da estética da "perfeição" em tempos de intensa exposição nas redes sociais.

No entanto, o crescimento de qualquer setor quase sempre traz como consequência indesejável um aumento proporcional de reclamações e processos judiciais.

A ideia de um sorriso perfeito pode ser vista como um paradoxo na odontologia que, ao mesmo tempo em que aumenta a demanda pelos serviços dos cirurgiões-dentistas, também gera expectativas excessivas nos pacientes

1 https://website.cfo.org.br/estatisticas/quantidade-geral-de-entidades-e-profissionais-ativos/. Visita em 05/04/2024.

que, quando não alcançadas, resultam em reclamações e em novos processos judiciais.

Embora não seja possível evitar totalmente a insatisfação de um paciente, existem diversos mecanismos que podem e devem ser utilizados para minimizar essa insatisfação ou contorná-la, a fim de prevenir ações judiciais. Assim, clínicas e cirurgiões-dentistas precisam adotar uma abordagem preventiva, seguindo uma conduta proativa que antecipe e evite possíveis conflitos.

2.1 Riscos jurídicos

Nos últimos anos observamos um aumento significativo no número de processos envolvendo questões odontológicas. Essa tendência pode ser facilmente comprovada por meio de uma pesquisa nos Tribunais de Justiça em todo o país.

Em um estudo que fizemos, realizado junto ao Tribunal de Justiça do Estado do Rio de Janeiro, conseguimos comparar os números de processos odontológicos entre os anos de 2021 e 2023. Os resultados foram preocupantes, visto que houve um aumento de 90% no número de processos em apenas dois anos[2].

2 Foram feitas pesquisas por meio das palavras-chave "dentista dano moral", "odontologia" e "direito odontológico" de processos judiciais julgados pelo Tribunal de Justiça do Rio de Janeiro (2ª instância), ou seja, de processos que tiveram recursos entre os anos de 2021 e 2023. Portanto, o número de processos contra dentistas é bem maior do que se encontra na pesquisa. Apesar disso, a análise dessa amostragem é capaz de permitir retirar conclusões que podem ser consideradas para todo o Brasil.

Dentre esses processos, constatou-se que, a cada dez ações judiciais movidas contra dentistas, aproximadamente sete resultaram em condenações em 2023. Esse índice de condenações manteve-se estável quando comparado com os dados de 2021.

Uma característica persistente identificada nas pesquisas é que a implantodontia segue sendo a especialidade odontológica com maior incidência de processos judiciais.

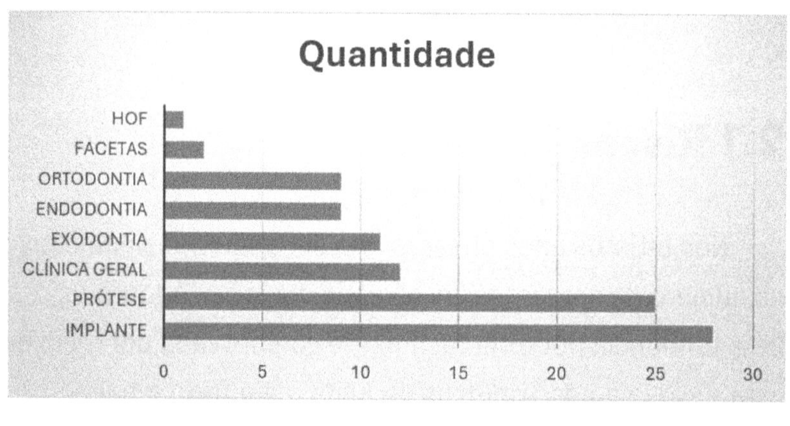

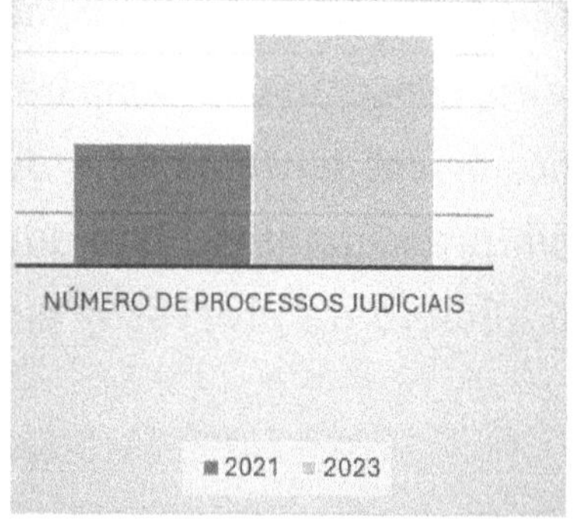

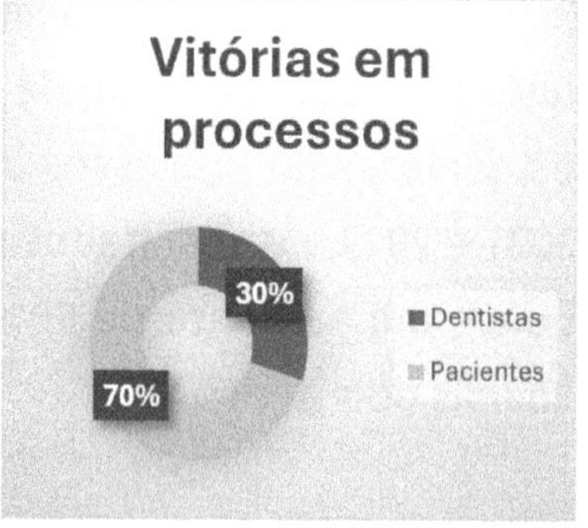

Os dentistas que atuam na área de implantodontia estão, portanto, expostos a um risco maior de enfrentarem processos judiciais. A complexidade dos tratamentos de implantes, que envolve procedimentos minuciosos e delicados, aumenta a probabilidade de intercorrências, sejam elas previsíveis ou não.

Além da funcionalidade, os implantes possuem uma carga estética significativa, sendo capazes de transformar a autoestima dos pacientes. Essa dualidade funcional e estética eleva as expectativas dos pacientes a níveis muitas vezes irrealistas. A falta de um alinhamento prévio e claro dessas expectativas pode resultar em descontentamento e, consequentemente, em processos judiciais.

Outro fator que exacerba o risco para os profissionais da implantodontia é a exposição nas redes sociais. Na era digital, a insatisfação de um paciente pode ser rapidamente disseminada para centenas ou milhares de pessoas, causando um prejuízo imenso à reputação do dentista e de sua clínica. As redes sociais possibilitam que a versão de apenas uma das partes envolvidas seja amplamente divulgada, sem a devida contextualização ou esclarecimento, o que pode agravar ainda mais a situação.

3. ATUAÇÃO PREVENTIVA: PROTOCOLO DO IMPLANTE SEGURO

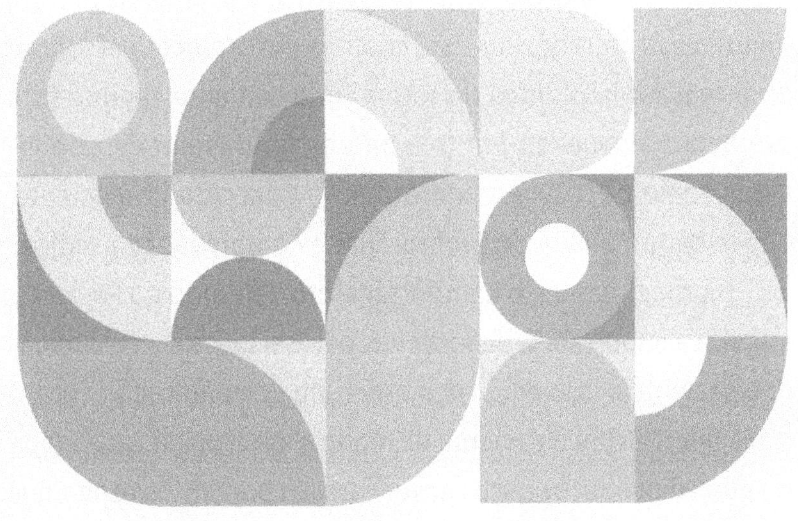

"Prevenir é melhor que remediar" é um conselho comum dos profissionais da odontologia para seus pacientes. Se os cirurgiões-dentistas aplicassem essa mesma máxima em sua prática profissional, certamente o risco de serem alvos de processos judiciais seria significativamente reduzido.

Quando uma grande empresa lança um produto ou serviço no mercado, ela identifica todos os riscos potenciais e desenvolve estratégias para gerenciá-los e mitigá-los. Peter Drucker – considerado pai da Administração – tem uma frase famosa: *"Existe o risco que você não pode jamais correr, e existe o risco que você não pode deixar de correr"*.

Isto é, há riscos inevitáveis, mas há outros que você pode prever e gerenciar da melhor forma. Uma clínica odontológica deve adotar a mesma abordagem se quiser operar de maneira tranquila e minimizar percalços.

Além de atuar de forma preventiva, é preciso seguir um método estruturado. Por isso, criamos um protocolo essencial para realizar implantes de forma juridicamente segura. Este protocolo é baseado em três pilares fundamentais, conhecidos como os 3 Cs: Comportamento Centrado no Paciente, Capacidade Técnica do Profissional e Comprovação Jurídica.

O primeiro pilar, o Comportamento Centrado no Paciente, enfatiza a importância de focar nas necessidades e expectativas dos pacientes. Isso envolve manter uma comunicação clara e transparente com o paciente de modo a lhe explicar cada etapa do procedimento, os riscos envolvidos, os benefícios esperados e as alternativas disponíveis, garantindo que ele compreenda o que será feito e quais são as expectativas realistas.

Requer também a construção de um relacionamento de confiança com o paciente no qual o profissional buscará mostrar empatia, entender as suas preocupações e responder a todas as suas perguntas de forma honesta e direta de modo a construir a base de uma relação de confiança sólida.

O segundo pilar, a Capacidade Técnica do Profissional, ressalta a importância de manter altos padrões de competência técnica. A adoção da educação continuada pelo profissional que deve buscar participar regularmente de cursos de atualização e workshops para se manter informado sobre as últimas técnicas e tecnologias na implantodontia; a adoção das melhoras práticas e protocolos clínicos estabelecidos e utilização de equipamentos e materiais de alta qualidade; bem como a revisão regular dos próprios procedimentos e resultados, buscando sempre oportunidades de melhoria. Ter autocrítica é fundamental para o crescimento profissional e para a redução de riscos de erros técnicos.

O terceiro pilar, a Comprovação Jurídica, envolve a documentação que é capaz de gerar prova em um processo judicial da atuação correta do cirurgião-dentista. É o pilar focado na manutenção de registros completos e precisos de todas as interações com os pacientes, desde a consulta inicial até o seguimento pós-operatório, assegurando-se que todos os procedimentos estejam em conformidade com as regulamentações e normas legais vigentes e possam ser comprovadamente demonstrados. Além disso, envolve a criação de um procedimento bem definido para lidar com reclamações dos pacientes de forma eficaz e transparente.

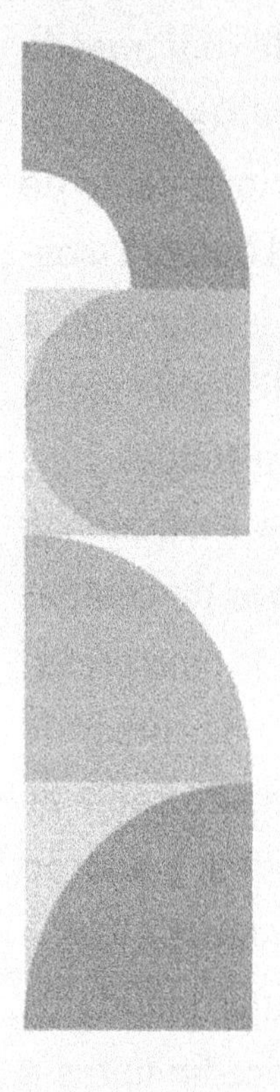

4. CAPACIDADE TÉCNICA

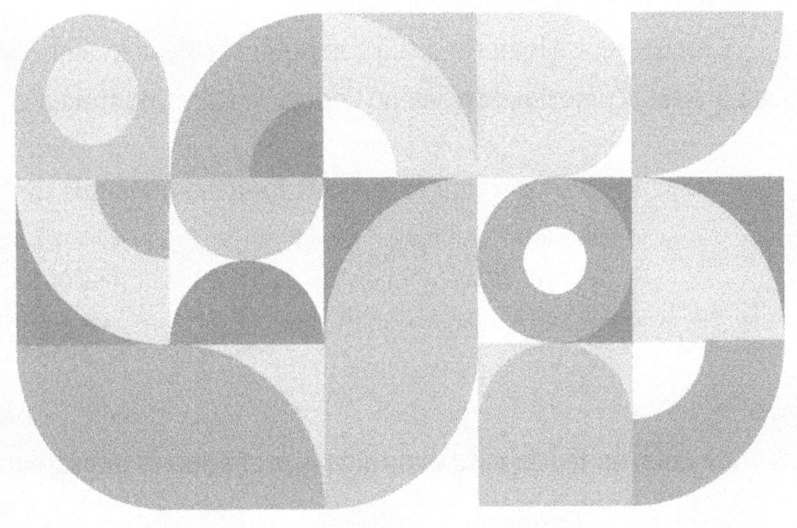

A capacidade técnica é um dos pilares essenciais para diminuir os riscos de processos judiciais na prática odontológica. Embora possa parecer óbvio, a profundidade desse pilar vai além do simples domínio de técnicas e procedimentos. Envolve uma compreensão ampla e detalhada dos riscos, intercorrências e soluções para problemas que podem surgir durante o atendimento odontológico.

Quando um dentista possui um conhecimento profundo dos riscos e das intercorrências possíveis as chances de cometer erros diminuem significativamente. O conhecimento técnico permite não apenas prevenir problemas, mas também tratá-los eficazmente quando ocorrem.

É fundamental lembrar que a competência técnica também está prevista como um do dever no Código de Ética Odontológico:

> Art. 9º. Constituem deveres fundamentais dos inscritos e sua violação caracteriza infração ética: (...); VI - manter atualizados os conhecimentos profissionais, técnico-científicos e culturais, necessários ao pleno desempenho do exercício profissional.

Há uma tendência natural de alguns profissionais pensarem

que estão completamente seguros quanto a esse primeiro pilar por acreditarem ter total domínio sobre suas habilidades profissionais. Entretanto, é sempre necessário reconhecer a importância da atualização constante, inclusive para profissionais com reconhecidas habilidades técnicas.

4.1 O efeito Dunning-Kruger e a educação continuada

Neste contexto, é preciso considerar a existência do efeito Dunning-Kruger, identificado pelos pesquisadores americanos David Dunning e Justin Kruger[3] em estudo publicado no *Journal of Personality and Social Psychology*.

Esse efeito descreve um fenômeno psicológico no qual indivíduos com baixa habilidade em determinada área tendem a superestimar suas capacidades, enquanto que indivíduos com alta habilidade frequentemente subestimam suas próprias competências.

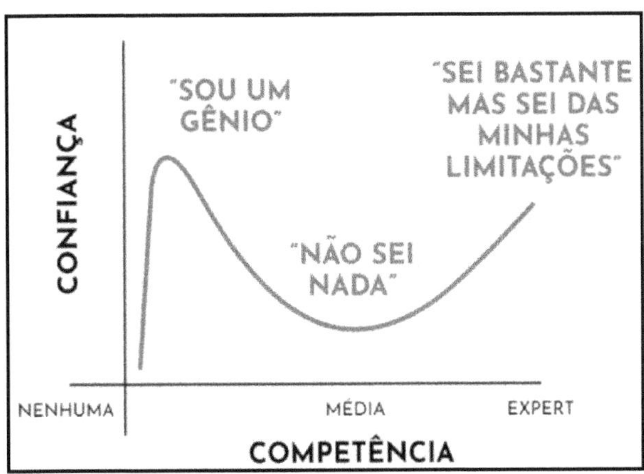

3 https://jornal.usp.br/radio-usp/o-que-e-o-efeito-dunning-kruger/.

Isso ocorre porque a autopercepção de habilidade requer um certo nível de conhecimento não apenas para executar tarefas, mas também para avaliar corretamente o próprio desempenho.

Portanto, é preciso que os profissionais estejam cientes dessa armadilha. Sentir-se excessivamente confiante pode levar à negligência na atualização de conhecimentos e práticas. No entanto, isso não significa que se deva desenvolver uma síndrome do impostor, em que habilidades existentes sejam subestimadas. O objetivo é encontrar um equilíbrio saudável, reconhecendo a importância da educação contínua e da interação com outros profissionais para adquirir novos conhecimentos.

Apostar na educação continuada é a base para manter a capacidade técnica em um nível elevado. A odontologia é uma área em constante evolução, com novas técnicas, materiais e tecnologias sendo introduzidos regularmente. Participar de cursos de atualização, workshops, seminários e conferências é essencial para que os dentistas se mantenham informados sobre as últimas inovações e práticas recomendadas. Dessa forma, poderão balizar o conhecimento que possuem com outras percepções de modo a aprender novas abordagens aplicáveis em suas práticas diárias.

Igualmente, seguir os melhores protocolos é também uma chave para garantir que os procedimentos odontológicos sejam realizados de maneira eficiente e segura. As melhores práticas são desenvolvidas com base em evidências científicas e na experiência clínica acumulada ao longo dos anos. Adotá-las significa estar em conformidade com os padrões mais altos da profissão, garantindo a qualidade do atendimento prestado.

Ter protocolos clínicos detalhados, que descrevem passo a passo como realizar procedimentos específicos, ajuda a padronizar o atendimento e a reduzir os erros. Protocolos bem definidos incluem desde a avaliação inicial do paciente até os cuidados pós-operatórios. Seguir esses protocolos assegura que todos os aspectos do tratamento estão sendo considerados e que nenhuma etapa está sendo negligenciada.

A capacidade técnica não é um estado permanente, mas um processo contínuo de aprendizagem e adaptação. A atualização constante aprimora a competência do profissional e reduz significativamente os riscos de processos judiciais.

Investir na própria capacitação é um compromisso que todos os profissionais devem assumir, não apenas para o próprio desenvolvimento, mas também para a segurança e confiança dos pacientes que atendem.

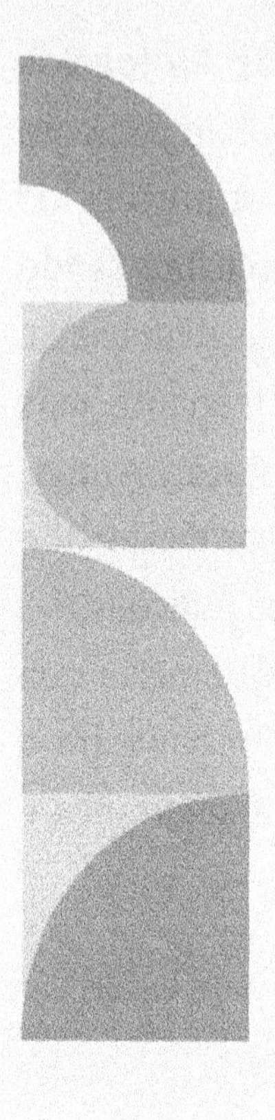

5. COMPORTAMENTO CENTRADO NO PACIENTE (RELACIONAMENTO)

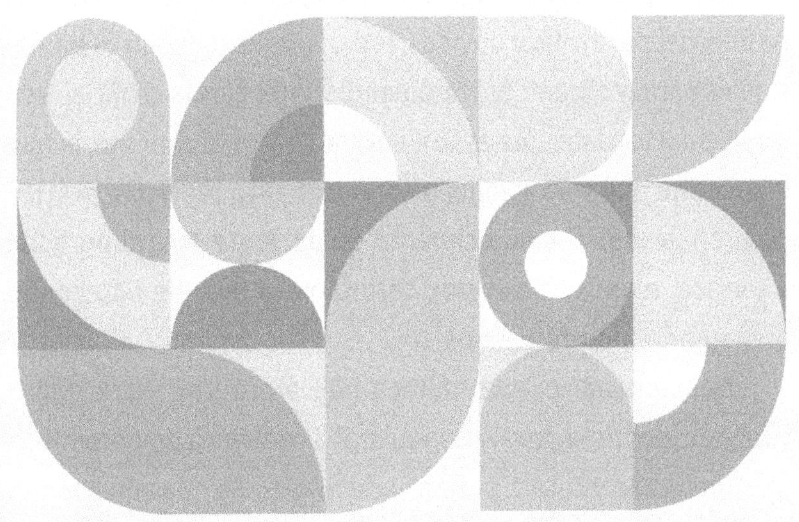

5.1 Da relação horizontal entre dentista e paciente

A relação dentista-paciente foi durante muito tempo uma relação vertical, na qual o profissional encontrava-se em uma posição de superioridade de conhecimento perante o paciente.

Assim, o paciente ouvia atentamente tudo que o profissional recomendava sem que realizasse qualquer questionamento, pois confiava plenamente no cirurgião-dentista de modo natural.

Ocorre que há tempos a relação dentista-paciente transformou-se em uma relação horizontal, na qual o paciente enxerga-se na mesma posição de conhecimento perante o profissional.

Esse conhecimento é adquirido pelo fácil acesso à informação que hoje o paciente possui, como por meio de buscadores na internet para retirar dúvidas, redes sociais com outros profissionais para comparar os tratamentos, inteligência artificial, etc.

É bem verdade que esse é um "falso" conhecimento, já que o paciente não terá jamais o conhecimento técnico e prático do profissional. O conhecimento do paciente será superficial e teórico, mas, ainda assim, servirá para que ele não confie plenamente no profissional.

Nesse cenário, a confiança não é natural, visto que o cirurgião-dentista deverá conquistar a confiança do paciente, o que apenas acontecerá por meio do reforço do relacionamento.

É por isso, inclusive, que durante muito tempo profissionais da odontologia não tinham que se preocupar com questões jurídicas e de prevenção de processos judiciais, visto que o número de processos era baixo pela própria relação de confiança natural.

Ocorre que os tempos são outros. Se é melhor ou pior, fica a critério da interpretação de cada um. Mas entender as mudanças da sociedade e se colocar diante delas é dever do profissional que quer ter sucesso.

5.2 Buscando o foco do paciente

Prestar um ótimo serviço já é um passo importante e reduz significativamente as chances de o profissional ser alvo de um processo judicial, mas isso é apenas o básico.

O paciente ao procurar os serviços de um bom profissional já espera, naturalmente, um "ótimo serviço". Contudo, aliar um "ótimo serviço" a um "ótimo atendimento", permitirá que o paciente se sinta único. É nesse sentido que ensina o ex-vice-presidente da Disney:

> O que quero dizer é que a maioria das pessoas já espera produtos e serviços de qualidade. Esse já é o mínimo múltiplo comum. Mas, se sua empresa oferecer às pessoas os produtos ou serviços que elas querem mais um atendimento que excede as expectativas, você se sairá com uma combinação imbatível, que a sua concorrência terá muita dificuldade de imitar. Os serviços que você

> presta e seu atendimento ao cliente são duas coisas diferentes; cuidado para não confundir os dois. É pelos serviços que os clientes procuram a sua empresa e a pagam. Já o atendimento ao cliente envolve a experiência como um todo, desde o momento em que uma pessoa entra no seu site ou pela porta da loja até o momento em que ela sai. É o atendimento ao cliente que imbui a transação de um toque de humanidade (...) Um excelente atendimento não sai mais caro do que um atendimento medíocre ou insatisfatório, mas os retornos são espetaculares.[4]

É a ideia de deixar de "focar no cliente" para ter o "foco do cliente", entender quais são as suas expectativas e desejos, o que gera, consequentemente, um relacionamento cada vez mais sólido.

Essa diretriz é tão importante para qualquer um que atua com prestação de serviços que já existe, inclusive, um profissional que é especializado, dentre outras questões, nessa construção de relacionamento, o chamado "analista de sucesso" (*"customer experience" ou "experiência do cliente"*). O objetivo desse profissional é criar uma experiência que não apenas atenda, mas supere as expectativas dos clientes, promovendo o fortalecimento dessa relação.

Um relacionamento positivo se constrói através de comunicação eficaz, empatia e atenção às necessidades individuais do paciente. Quanto mais "humanizado" for o serviço prestado,

---

4 COCKERELL, Lee. A magia do atendimento. p.17-18.

maior a probabilidade de gerar um relacionamento sólido.

Por isso, é preciso ter a escuta ativa e ouvir as preocupações e expectativas do paciente, mostrando interesse em seu bem-estar de forma genuína. Além disso, a transparência deve ser alcançada por meio de informação clara sobre o tratamento; acompanhamento contínuo, inclusive após a conclusão do tratamento, para verificar a recuperação e satisfação do paciente; e a personalização do atendimento de modo a adaptá-lo às necessidades específicas de cada cliente, fazendo com que ele se sinta valorizado e cuidado de maneira única.

Nesse ponto, a equipe da clínica odontológica tem papel fundamental para ajudar o profissional a fortalecer esse relacionamento, em especial, a equipe da recepção. Além disso, outros pontos são capazes de gerar no inconsciente do paciente uma percepção de individualização no serviço prestado, como por exemplo: chamar o paciente pelo nome, solicitar sugestões dos pacientes para melhorar os serviços prestados, enviar mensagens de agradecimentos personalizadas em datas comemorativas ou eventos importantes, personalização do ambiente com as preferências do paciente, etc.

Quando o paciente sente que o dentista realmente se importa com sua saúde e bem-estar (= tratamento humanizado), ele está mais propenso a confiar no profissional e a seguir suas recomendações.

Em situações em que ocorrem complicações, um paciente que confia no dentista, provavelmente, buscará uma solução amigável, em vez de recorrer imediatamente a medidas legais.

É também por isso que um profissional pode não cometer qualquer erro técnico e, ainda assim, ser processado; bem como um profissional pode cometer um erro técnico e não ser processado.

Por fim, um atendimento centrado no paciente e um bom relacionamento com ele não apenas fortalecem a prática laboral do profissional, mas também promovem um ambiente de confiança e segurança. Isso diminui o risco de processos judiciais e contribui para uma experiência positiva para o paciente.

5.3 Como realizar o alinhamento de expectativas?

Ninguém procura um serviço odontológico esperando piorar sua situação. A expectativa do paciente será sempre de melhora, de mudança significativa. No caso da implantodontia, embora o objetivo funcional do tratamento seja essencial, é inevitável reconhecer seu impacto estético e de melhoria da autoestima do paciente.

No entanto, essas expectativas podem estar completamente desalinhadas da realidade e isso pode ocorrer devido a vários fatores, incluindo o fato do paciente estar cercado por uma série de informações falsas ou imprecisas.

A desinformação gera uma expectativa que jamais poderá ser cumprida. Por exemplo, um paciente pode acreditar que não será necessário um tempo de adaptação ao implante, o que pode levar a frustrações e reclamações após a finalização do tratamento.

Além disso, o paciente pode moldar suas expectativas com base em relatos de experiências de amigos, familiares ou até mesmo de celebridades sobre tratamentos odontológicos.

É primordial que o paciente entenda que esses relatos podem não ser verdadeiros ou, mesmo que sejam, não devem servir como comparação, já que as condições biológicas são individuais.

A publicidade, especialmente nas redes sociais, frequentemente promove resultados ideais e esteticamente perfeitos, o que pode ajudar os pacientes a desenvolverem expectativas que fogem da realidade. Até porque os profissionais muitas vezes acabam postando casos de transformações espetaculares, mas que são exceções. Embora resultados "perfeitos" possam ocorrer, na realidade, isso nem sempre é alcançável.

Portanto, alinhar as expectativas é primordial para evitar futuras reclamações dos pacientes e, potencialmente, processos judiciais. Como ensina Cattani:

> "Naturalmente, desejos são arrojados; se não forem devidamente controlados e, por vezes, desconstruídos, podem tornar-se um problema grave, tanto no âmbito jurídico quanto no aspecto biopsicossocial. Esse processo de filtragem de expectativa se afunila de modo mais significativo na anamnese, momento em que, em tese, tem-se o contato mais íntimo com o paciente e ele revela o que espera do tratamento (queixa e resultado), quais são seus anseios, pontos de motivação, tristeza ou referência. Se não houver essa revelação voluntariamente, induza-a e provoque-a. Exatamente nesse momento, o profissional deve ser habilidoso o suficiente para colher do cliente o que o levou até a empresa de saúde, o que ele espera do resultado do tratamento, se ele quer resolver um problema externo, interno ou ambos e,

> especialmente, se será possível, diante desse quadro, atingir a finalidade e a expectativa almejada"[5].

Os profissionais da odontologia devem se empenhar em compreender a queixa principal do paciente durante a anamnese e identificar seu objetivo com o tratamento, para verificar se esse objetivo é alcançável e de que forma.

A comunicação neste momento é decisiva, especialmente quando o paciente possui expectativas irreais. Não se deve ter medo de ser transparente, mesmo que isso possa resultar na frustração do paciente e na decisão de não prosseguir com o tratamento.

O momento correto para realizar o alinhamento das expectativas do paciente é antes da contratação. Caso o dentista faça isso já após o início do tratamento poderá estar correndo um sério risco do paciente – que tem uma expectativa irreal – se sentir enganado.

Exatamente por isso, ser completamente honesto quanto aos resultados possíveis, desde antes da realização do contrato, pode ser menos custoso do que permitir que o paciente inicie o tratamento esperando um resultado que não pode ser alcançado.

5.4 O uso da pesquisa NPS para aperfeiçoar o relacionamento

O paciente é a melhor pessoa para indicar melhorias que podem ser implementadas, já que é ele que utiliza o serviço

5 CATTANI, Guilherme. Guia jurídico da harmonização facial. p. 44

da clínica odontológica. E por isso o uso de ferramentas de pesquisa são extremamente eficazes para medir de forma objetiva a satisfação e identificar pontos de melhoria. O NPS (*Net Promoter Score*) é uma metodologia já testada e utilizada por empresas de diversos segmentos e que clínicas odontológicas também podem e devem usar.

O NPS mede a lealdade do cliente com base em uma pergunta central: "*Em uma escola de 0 a 10, qual a probabilidade de você recomendar a nossa clínica para um amigo ou colega?*". As respostas permitem classificar o paciente em três categorias de clientes:

- **Promotores (notas entre 9-10):** Pacientes que estão extremamente satisfeitos e provavelmente recomendarão sua clínica.
- **Neutros (notas entre 7-8):** Pacientes satisfeitos, mas não necessariamente leais ou propensos a recomendar.
- **Detratores (notas entre 0-6):** Pacientes insatisfeitos que podem prejudicar sua reputação.

Para realizar essa pesquisa, o profissional poderá coletar as respostas de diversas maneiras. Desde o preenchimento manual pelo paciente, até o envio de formulário por WhatsApp para que o paciente o preencha. É recomendável que se permita que o cliente não se identifique para colher respostas mais fidedignas.

Além da pergunta essencial para a pesquisa, vale a pena incluir uma pergunta mais aberta para que o paciente responda e, assim, obtenham-se outras informações importantes (*exemplo: O que poderíamos fazer para melhorar sua experiência em nossa clínica?*).

Após coletar as respostas, o gestor terá que fazer o

cálculo do NPS por meio da seguinte fórmula:

- **NPS = %promotores - % detratores.**

Imagine uma pesquisa que foi enviada para 150 pacientes, mas apenas 100 responderam, sendo 70 promotores, 10 detratores e 20 neutros. Será desconsiderado o número daqueles que não responderam (50), e se obterá a porcentagem de promotores (70%), detratores (10%) e neutros (20%). Deverá ser subtraído do número de promotores, o número de detratores, e será encontrado o NPS (70% - 10% = 60% -> NPS = 60).

Com essa métrica, a clínica poderá fazer essa pesquisa de forma anual e comparar os seus resultados, além de obter informações preciosas por meio da pergunta aberta que foi incluída no formulário.

É possível também selecionar o que se considera mais importante para fazer as devidas alterações e, sempre que possível, informar aos pacientes sobre as melhorias implementadas após as sugestões deles de maneira a demonstrar que a clínica valoriza o seu paciente.

5.5 Como lidar com reclamações de pacientes?

Não existe um serviço que não tenha sido, em algum momento, criticado ou que não seja passível de críticas. A perfeição é um conceito subjetivo. Consequentemente, é impossível que uma empresa de saúde agrade a todos, e é fundamental saber lidar com aqueles que ficaram insatisfeitos e decidiram reclamar.

As reclamações dos pacientes podem ter diversas causas e motivos. Nosso objetivo aqui é apresentar a melhor forma jurídica de responder a essas reclamações para evitar que se tornem uma bola de neve e culminem em um processo judicial. Vale destacar, entretanto, que não existe uma fórmula mágica ou receita infalível para todos os casos, pois as pessoas são diferentes.

Para lidar com reclamações, é necessário saber diferenciar os tipos de reivindicações. Existem as reclamações do dia a dia, que são mais frequentes e envolvem pequenas questões, e as reclamações "fora da curva", que são menos comuns, mas mais sérias.

Nas reclamações do dia a dia, como atrasos no atendimento ou erros de cobrança, recomenda-se resolver o problema de maneira rápida e oferecer um gesto de cortesia (como um chocolate ou uma bala) para amenizar a situação. Agindo assim, a reclamação pode se transformar em reconhecimento pela atenção e rápida resolução do caso.

Por outro lado, há reclamações em que o paciente solicita o reembolso do valor pago, acredita que houve um erro técnico ou não deseja mais ser atendido devido a constrangimento. Para esses casos, você deve ter um procedimento claro para resolver essa situação.

Como ensina Gisele Paula, uma das fundadoras do Reclame Aqui, um dos maiores erros das empresas é pensar na gestão de crise apenas depois que ela explode. O mais correto é que qualquer empresa conte com um procedimento (para pequenos negócios) ou um comitê (para os grandes) para se encarregar desse tipo de problema.

5.5.1 Como não agir quando o paciente pede o dinheiro de volta?

Quando um paciente pede o dinheiro de volta, é importante que não se adote uma comunicação violenta e reativa. É natural sentir-se defensivo ao receber críticas, mas responder de forma impulsiva e agressiva só piora a situação. O paciente descontente não quer ouvir que está errado; ele quer ser ouvido.

Não discuta com o paciente, ainda que ele seja grosseiro; bem como o profissional deve evitar ser sarcástico ou elevar o tom de voz.

Por fim, cuidado com as mensagens escritas no *WhatsApp* ou por e-mail. Em alguns casos o profissional, buscando amenizar a situação, acaba admitindo erros que não ocorreram ou comprometendo-se a fazer algo por mensagem ao paciente. É preciso ter cuidado com o que se diz nessas mensagens, pois elas podem ser utilizadas perante a justiça ou, ainda, servir de um estímulo para o paciente buscar ajuizar uma ação judicial.

5.5.2 Como agir quando o paciente pede dinheiro de volta?

O profissional deve possuir um fluxo bem delineado para esses casos mais complexos de serem resolvidos, do mesmo modo que o cirurgião-dentista possui um procedimento interno para fechar contratos. Esse fluxo deve incluir:

- **Tempo de ouvir:** Escute a reclamação do paciente atentamente. Para casos mais sérios, use um formulário (pode ser também o recebimento de reclamações em um e-mail específico, como por exemplo, *sac@suaclinica.com.br* ou *juridico@suaclinica.com.br*) para documentar a reclamação, mas não substitua a audição. Se sua clínica for maior e existir a possibilidade, treine uma pessoa específica, ou até a secretária, para tratar esse tipo de reclamação.

- **Tempo de pensar:** Salvo situações emergenciais, peça um prazo para analisar a reclamação, dando um retorno em um tempo definido (por exemplo, 5 a 10 dias) e responda antes do prazo estipulado.
- **Tempo de responder:** Revise o prontuário do paciente e avalie a validade da reclamação. Chame o paciente para discutir a solução, seja para fazer algum acordo com o paciente, quando se constata a procedência da reclamação, ou explicar o motivo pelo qual a solicitação não pode ser atendida, registrando tudo no prontuário.

5.5.3 O paciente insatisfeito possui direito de solicitar o dinheiro de volta?

A simples insatisfação do paciente com o resultado de um procedimento não confere, a princípio, o direito de solicitar a devolução do valor pago. A resposta para essa questão está intrinsecamente ligada ao objeto do contrato firmado. Quando um paciente contrata um procedimento de implante e o profissional cumpre com a entrega desse serviço, não há fundamento para a devolução do dinheiro.

Embora seja do interesse do profissional que o paciente

fique satisfeito com o tratamento realizado nem sempre isso é possível e pode ocorrer por diversas razões alheias à qualidade do serviço prestado. Pensar diferente seria o mesmo que dizer que o consumidor teria o direito de solicitar o seu dinheiro de volta caso compre um lanche e não goste do seu sabor, o que não pode ser admitido.

Apenas quando a insatisfação do paciente é decorrente de um erro técnico no procedimento é que surge o direito à devolução do valor pago.

É importante destacar que erro técnico difere, por exemplo, da perda do implante por causas naturais ou eventuais intercorrências. Nessas situações, o profissional não é obrigado a restituir os valores, desde que tenha atuado em conformidade com a literatura odontológica e informado previamente ao paciente sobre essas possibilidades através de um termo de consentimento livre e esclarecido.

Igualmente, a perda do implante decorrente de má conduta do paciente também não justifica a devolução do valor pago. Exemplos disso incluem a não adesão às recomendações de higiene bucal adequada, a falta de comparecimento às consultas de manutenção ou a não utilização de uma placa de relaxamento em casos de bruxismo.

Desse modo, é extremamente importante que o profissional informe ao paciente todas as suas obrigações, como, por exemplo, a obrigação relativa à realização das consultas de manutenção semestrais do implante, visto que caso ocorra algum problema posterior, conseguirá provar que tal insucesso decorreu por culpa exclusiva do paciente que não cumpriu a recomendação da clínica odontológica.

5.5.4 Negociando acordos extrajudiciais com pacientes

Em alguns casos de reclamações, pode ser que o profissional decida negociar um acordo com o paciente para evitar um processo judicial

Há três situações em que o cirurgião-dentista deve avaliar a opção do acordo como uma saída a ser fortemente considerada: i) quando constata que houve um erro técnico da clínica; ii) quando constata que embora não tenha sido cometido qualquer erro técnico, o prontuário do paciente possui falhas que dificultariam a demonstração da atuação profissional correta; iii) quando o custo do processo (tempo, estresse, etc.) para o profissional pode ser muito maior que o preço do acordo.

Nessas hipóteses, uma dúvida frequente e que merece atenção é a que questiona se o profissional assume a culpa quando faz um acordo. A resposta é não. Fazer um acordo não implica necessariamente em admitir culpa. Na verdade, é possível chegar a um acordo mesmo quando se está certo. Fazer um acordo é uma concessão, uma renúncia a algo em troca de um benefício. Essa é a visão jurídica.

Na prática, porém, o paciente pode interpretar o acordo como uma admissão de culpa. Por isso, é importante comunicar claramente ao paciente que o objetivo do acordo é simplesmente resolver o problema de forma eficiente e satisfatória para ambas as partes, mas não uma aceitação de responsabilidade por qualquer erro. Demonstrar essa intenção pode ajudar a evitar mal-entendidos e reforçar a boa-fé da ação.

Quando se decide fazer um acordo com um paciente, seja para devolver o dinheiro, refazer o procedimento ou pagar uma indenização, é essencial seguir alguns passos importantes.

Primeiro, é recomendável buscar a orientação de um advogado especialista. No entanto, tendo em vista que nem sempre isso ocorre na prática, é possível seguir esse passo a passo, mas nunca substitua a orientação profissional de um advogado.

Jamais faça um acordo apenas verbalmente. Sempre tenha um documento escrito e não devolva dinheiro sem que o paciente assine este documento. Se o paciente se recusar a assinar, pode ser mais prudente não realizar a devolução e aguardar um eventual processo.

Esse documento deve ter:

- **Identificação das Partes:** Inclua todas as pessoas envolvidas no tratamento do paciente, como o profissional que realizou o procedimento e a clínica. Mesmo que apenas uma parte efetue o pagamento, todos devem estar listados no acordo para evitar futuras ações judiciais contra qualquer envolvido que não tenha sido mencionado.
- **Narrativa dos Fatos:** Descreva detalhadamente os acontecimentos, as reclamações do paciente e a solução oferecida pela clínica. Esta seção deve ser clara e minuciosa, pois esses fatos não poderão ser objeto de reclamação em um eventual processo futuro.
- **Forma de Pagamento:** Especifique como será realizado o pagamento. Esse pagamento pode ser um valor em espécie ou até a realização de outro procedimento odontológico sem custo. Em caso de pagamento em dinheiro, recomenda-se fazer um depósito em conta

bancária, de preferência do paciente, para facilitar a comprovação do pagamento.

- **Quitação:** Inclua uma cláusula que deixe claro que o acordo impede o paciente de solicitar quaisquer outros danos possíveis relacionados ao caso.
- **Confidencialidade:** Insira uma cláusula de confidencialidade, proibindo o paciente de divulgar o conteúdo do acordo ou dos fatos relacionados ao caso nas redes sociais, em plataformas como Google Meu Negócio, Reclame Aqui, ou mesmo a outras pessoas.

5.5.5 Como responder reclamações nas redes sociais?

No mundo digital atual a presença online é fundamental para qualquer negócio, inclusive para clínicas odontológicas. No entanto, essa presença também traz consigo a possibilidade de receber críticas e reclamações públicas. Saber como responder a essas reclamações de maneira adequada é um ponto de destaque para manter a reputação e a confiança dos pacientes.

De plano, é preciso entender que o profissional não deve buscar tentar "vencer" ou "desmoralizar" o paciente em sua resposta, mas sim demonstrar atenção e busca por soluções.

Ignorar uma reclamação online pode dar a impressão de descaso ou indiferença, prejudicando a imagem da sua clínica. Por outro lado, responder de forma adequada pode transformar uma situação negativa em uma oportunidade de demonstrar seu compromisso com a satisfação do paciente e a qualidade do atendimento.

Responder às reclamações demonstra que o profissional valoriza o feedback dos pacientes e está disposto a resolver problemas. Respostas bem elaboradas podem mitigar os danos à reputação da clínica e mostrar aos potenciais pacientes que você se importa com a opinião deles.

Explique, de forma concisa, as medidas que eventualmente estejam sendo tomadas para resolver e evitar a situação e ofereça um canal de comunicação direto para resolver a questão de forma mais detalhada e privada. Isso mostra disposição para resolver o problema de maneira personalizada.

Sempre mantenha um tom profissional, cortês e empático em suas respostas. Evite discutir ou desmoralizar o paciente. O objetivo é resolver o problema, não "vencer" a discussão.

E nunca se esqueça de entender, de fato, as especificidades do caso tratado, individualizando-o, de modo a não apresentar uma resposta genérica meramente robotizada.

6. COMPROVAÇÃO JURÍDICA: IMPORTÂNCIA DA DOCUMENTAÇÃO (PRONTUÁRIO)

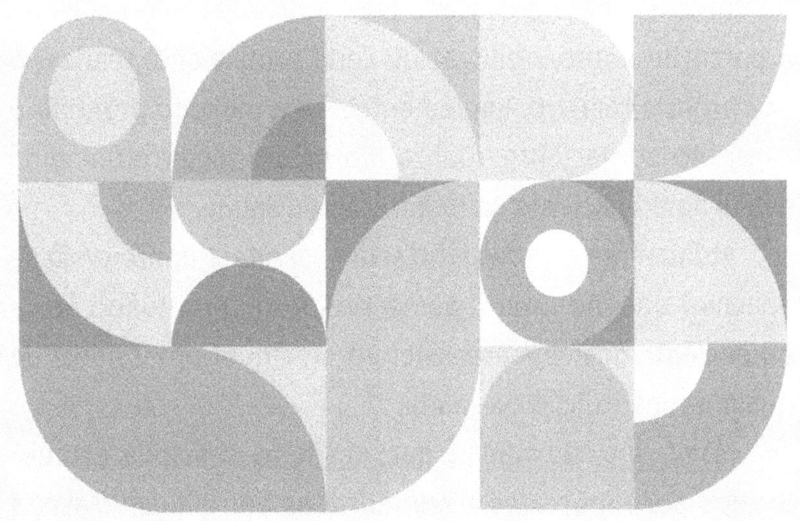

6.1 Conceito e história

É com Hipócrates (460-379 a.C.) que se começa a reconhecer a importância do registro exato e cronológico das informações do paciente em um documento. Ele e seus seguidores acreditavam que o registro escrito das informações médicas era necessário para o avanço do conhecimento e para o tratamento eficaz dos pacientes.

Porém foi no século XIX que houve a mudança significativa que estruturou e sistematizou a documentação médica. Wiliam Worral Mayo (1819-1911), um dos fundadores da Mayo Clinic, nos Estados Unidos, implementou práticas de registro médico que enfatizavam a importância da documentação contínua e abrangente das informações dos pacientes.

Eles reconheciam que um prontuário bem mantido era fundamental para a continuidade do cuidado do paciente. A partir de então, no lugar de cada profissional realizar o seu próprio registro, implementou-se a ideia do prontuário centrado no paciente, realizando-se um registro único da evolução do paciente na instituição de saúde.

Atualmente o prontuário tem evoluído a ponto de já se imaginar que, no futuro, possa existir um prontuário único do paciente que seja acessível por qualquer profissional de qualquer instituição de saúde.

Mas o que não muda é que, desde os princípios estabelecidos por Hipócrates e aprimorados por William Mayo, a documentação da evolução da saúde do paciente segue sendo essencial. O prontuário é uma ferramenta indispensável para garantir a qualidade do cuidado, a segurança do paciente e o avanço do conhecimento.

Podemos tomar como inspiração a definição de prontuário médico (Resolução 1638/2002 do CFM) e definir prontuário odontológico como sendo o documento único constituído de um conjunto de informações, sinais e imagens registradas, geradas a partir de fatos, acontecimentos e situações sobre a saúde bucal do paciente e a assistência a ele prestada, de caráter legal, sigiloso e científico, que possibilita a comunicação entre membros do consultório ou da clínica odontológica e a continuidade da assistência prestada ao indivíduo.

6.2 Quais as consequências de não ter um prontuário correto?

Com a definição apontada anteriormente, já podemos entender que uma simples "ficha", como o exemplo abaixo, não é o modelo ideal de prontuário.

Nome | Nº
Residência | Tel.
End. Com. | Tel.
Profissão | Nasc. / / | Nac. | E. Civil
Indicado por | DLNE?
Início Tratamento / / | Término / / | Interrupção

RADIOGRAFIAS
87654321 | 12345678
87654321 | 12345678

DENTES
Cor | Esc
Forma
Anotações

Um prontuário adequado deve conter exames do paciente, contratos, termos de consentimento, fotografias, registros de evolução e qualquer outra informação relevante à passagem do paciente pela instituição de saúde.

O profissional que não mantém um prontuário odontológico conforme as normas legais está cometendo uma infração ética (Art. 9º, X, do Código de Ética Odontológico).

Além disso, como o prontuário contém toda a documentação da evolução do paciente na instituição de saúde, é por meio dele que se pode provar na justiça como foi conduzido o tratamento odontológico.

Se, por algum motivo, o prontuário é inexistente ou possui lacunas, a ausência de informações relevantes não pode ser interpretada em prejuízo do paciente. Como é dever legal do profissional elaborar, atualizar, guardar e disponibilizar o histórico odontológico, a falta dessa documentação pode ser vista como ineficiência do serviço prestado.

Isso significa que, em um contexto judicial, a falta de um prontuário completo e bem elaborado pode resultar em uma decisão desfavorável ao profissional, pois a justiça tende a presumir a veracidade das alegações do paciente na ausência de provas contrárias.

6.3 Efeito halo e fluxo de documentos essenciais em um prontuário

O efeito halo é um fenômeno psicológico em que a percepção positiva ou negativa de uma característica particular de uma pessoa ou empresa influencia a percepção de outras características dessa mesma entidade.

Empresas de diversos setores utilizam desse efeito, em especial na publicidade, para buscar moldar uma melhor percepção do consumidor do produto ou serviço oferecido. É nesse sentido que campanhas publicitárias frequentemente associam produtos a celebridades para aproveitar a boa reputação e o apelo positivo dessas personalidades e transferir essas qualidades para o produto anunciado.

No contexto de uma clínica odontológica, ter um fluxo de documentos correto do prontuário, desde o primeiro contato com o paciente, é um das chaves que permite criar um efeito halo positivo.

Quando os pacientes observam que a clínica mantém uma organização rigorosa e um sistema eficiente de documentação, eles tendem a perceber a clínica como um lugar sério e profissional. Isso começa desde o primeiro atendimento, quando a coleta precisa de informações e a assinatura de contratos estabelecem um padrão de confiança e transparência.

Essa percepção de profissionalismo não só aumenta a confiança do paciente nos serviços prestados, mas também contribui para a construção de uma solidez da marca, moldando a percepção dos pacientes, que passam a ver a clínica como um ambiente profissional e confiável, aumentando a satisfação e a lealdade deles ao longo do tempo.

Segundo o Conselho Federal de Odontologia, um prontuário odontológico precisa ter no mínimo a identificação do paciente, sua história clínica, um detalhado exame clínico, exames complementares, planos de tratamento e evolução do tratamento (Parecer 125/1992 do CFO).

Ocorre que o básico, muitas vezes, não basta para o Poder Judiciário, existindo outros documentos essenciais para que o profissional possa ter segurança jurídica na sua atuação na odontologia.

6.4 Documentos odontológicos em espécie

6.4.1 Anamnese e histórico clínico

Para realizar um correto diagnóstico e propor alternativas de tratamento eficazes é necessário que o profissional entenda o histórico de saúde do paciente. A anamnese, portanto, é a forma pela qual o cirurgião-dentista coletará as informações detalhadas sobre a saúde geral do paciente, suas queixas principais e suas expectativas em relação ao tratamento.

Este procedimento não apenas auxilia na identificação das necessidades do paciente, mas também na compreensão de fatores que podem influenciar ou aumentar os riscos durante o tratamento odontológico.

Saber o que o paciente deseja alcançar, seja na estética ou na funcionalidade, é o que vai permitir ao profissional propor procedimentos que realmente atendam às suas necessidades e expectativas. Identificar de forma precisa a queixa principal do paciente é etapa essencial da anamnese.

Durante a coleta do histórico clínico, é possível identificar condições preexistentes, como doenças sistêmicas, alergias a medicamentos, uso de substâncias específicas e histórico de tratamentos anteriores. Estes fatores são críticos, pois podem aumentar os riscos associados aos procedimentos odontológicos. Por exemplo, pacientes com diabetes ou bruxismo podem necessitar de cuidados especiais e adaptações no plano de tratamento para minimizar possíveis complicações.

Ademais, é possível incluir perguntas sobre o estado psicológico do paciente, já que o estado emocional pode influenciar significativamente a percepção do resultado do procedimento e a cooperação do paciente durante o processo. Ansiedade, medo de procedimentos odontológicos, histórico de traumas anteriores e expectativas irrealistas são fatores que devem ser identificados e manejados adequadamente para garantir um tratamento tranquilo e bem-sucedido.

Por fim, não é demais relembrar que o paciente deve assinar a ficha de anamnese.

6.4.2 Imagens radiográficas, fotográficas e tomográficas

A fotografia cada vez mais é utilizada e tem papel fundamental na odontologia, não apenas como forma de divulgar o trabalho do profissional, mas, sobretudo, como forma de documentar o progresso do procedimento executado.

Por permitir um registro visual, ela é capaz de permitir o acompanhamento do tratamento, ajudando na avaliação da comparação e o progresso de diferentes etapas, bem como educar o paciente, já que permite uma fácil visualização pelo paciente, ajudando na comunicação, bem como do próprio juiz em um eventual processo. Portanto, recomenda-se que, principalmente na fase protética do procedimento de implante, sejam retiradas fotografias demonstrando o "antes e depois".

Os exames de radiografia e tomografia são igualmente importantes, pois visam permitir uma visão mais detalhada da estrutura interna dos dentes e ossos que não são visíveis a olho nu. Aqui também se recomenda ter um exame do "antes e depois" do procedimento para ser arquivado no prontuário odontológico.

Nos Tribunais é comum a existência de processos judiciais envolvendo a falha de diagnóstico em função de não solicitação de exames que deveriam ter sido solicitados. É por isso que exames e fotografias são essenciais para o correto diagnóstico e permitem ao profissional defender-se em um processo judicial.

6.4.3 Atestado, receitas e declaração de comparecimento

A lei federal 5.081/66 prevê que cabe ao cirurgião-dentista atestar, no setor de suas atividades, estados mórbidos e outros, inclusive para justificativa de falta ao emprego. São os chamados atestados odontológicos que devem corresponder fielmente à realidade, sob pena de cometimento de crime por parte do profissional.

A inclusão do CID (Classificação Internacional de Doenças) no atestado odontológico deve ocorrer apenas por solicitação do paciente, em função do dever de privacidade. Assim, caso isso ocorra, documente a solicitação do paciente por escrito, evitando-se assim problema posterior.

Pode ocorrer da empresa em que trabalha o paciente solicitar informações para confirmar a autenticidade do atestado emitido. É preciso que a clínica odontológica tenha cuidado e não compartilhe informações privadas, em função do sigilo necessário, de modo que apenas certifique acerca da autenticidade do documento.

Em caso de solicitação do acompanhante do paciente de algum documento comprobatório, pode-se emitir uma declaração de comparecimento.

Por fim, as receitas são as prescrições escritas de medicamentos com a orientação de utilização pelo paciente. Além da letra legível, a receita deve conter a identificação do profissional, cabeçalho, inscrição, orientação de uso, data e assinatura do profissional.

6.4.4 Recomendações e orientações pós-tratamento

O paciente deverá retornar à clínica para realizar as manutenções semestrais (ou no período que o profissional considerar necessário). Essa é uma recomendação que o profissional precisa comunicar ao paciente e registrar que realizou essa comunicação.

Por isso, devem ser entregues, ao final do tratamento, recomendações claras e detalhadas ao paciente, de modo a reforçar sua coparticipação no processo de recuperação e manutenção da saúde bucal, mas também como segurança jurídica ao dentista.

Evidente que pacientes que recebem instruções claras tendem a seguir as recomendações mais fielmente, melhorando a eficácia do tratamento e prevenindo complicações futuras.

Use nesse documento escrito (e-mail, folheto, etc.) uma linguagem simples, evitando termos técnicos e anote na ficha de evolução do paciente que ele recebeu as recomendações e cuidados para o "pós-tratamento" e peça a assinatura dele.

6.4.5 Contrato de prestação de serviços

O contrato de prestação de serviços muitas vezes é negligenciado ou confundido com o termo de consentimento livre e esclarecido. Entretanto, a importância do contrato bem escrito e claro não pode ser subestimada, especialmente para profissionais que atuam com implantodontia e realizam procedimentos com altos custos.

Sempre que se compra um serviço de valor assina-se um contrato escrito, pois ele estipula as regras do serviço, informando as obrigações do contratado, as obrigações do contratante, como proceder em caso de rescisão antecipada do contrato e as consequências de atrasos nos pagamentos.

O contrato é o documento que estabelece as "regras do jogo" na sua clínica. Quando não se tem um contrato escrito, o profissional simplesmente deixa de estipular regras claras, o que pode resultar em confusão tanto para o profissional quanto para o seu paciente.

Algumas cláusulas são essenciais em um contrato de prestação de serviços para clínicas odontológicas, especialmente na área de implantodontia. Vamos explorar algumas dessas regras:

- **Inclusão de exames**: Os exames necessários para o

procedimento (radiografias, tomografias, etc.) estão incluídos no contrato realizado com o paciente ou deverão ser pagos à parte diretamente para o laboratório? Essa cláusula evita que o paciente alegue posteriormente que acreditava que tudo (incluindo exames) estaria incluído no contrato assinado.

- **Faltas injustificadas**: Caso o paciente falte de forma injustificada à consulta, haverá algum custo relativo a essa falta? Essa cláusula é fundamental para compensar o tempo e os recursos reservados para o paciente.
- **Multa e juros por atraso**: O pagamento das parcelas em atraso deve estar sujeito a multa e juros. Estabelecer essas condições previne questionamentos e é mais uma ferramenta para evitar a inadimplência e atrasos.
- **Fases do tratamento**: O contrato abrangerá as fases cirúrgica e protéticas do implante ou será feita uma divisão? Estabelecer essa informação é um passo essencial para que o paciente não se sinta posteriormente enganado.
- **Rescisão contratual**: Em quais hipóteses o contrato poderá ser rescindido e qual será a multa contratual? Estabelecer essas condições previne questionamentos e fornece um guia claro tanto para a clínica quanto para o paciente em caso de rescisão antecipada, que pode ocorrer por se tratar de um procedimento que pode durar meses.
- **Devolução de valores**: Caso seja necessário devolver algum valor ao paciente, qual será o prazo para essa devolução? Definir prazos e condições claras evita desentendimentos futuros.

- **Manutenção periódica**: Após a finalização do tratamento é preciso que o paciente realize manutenção regular, comparecendo à clínica para efetuá-la. Você deverá informar que essa manutenção será paga separadamente pelo paciente e que não está incluída no contrato, de modo a evitar problemas posteriores.

Existem outras dúvidas comuns relacionadas aos contratos de prestação de serviços odontológicos que merecem destaque.

O primeiro ponto é que o paciente não tem direito a cancelar o contrato e pedir seu dinheiro de volta em sete dias, a menos que o contrato seja assinado fora da clínica, como em casos de assinatura digital à distância. Em regra, contratos são assinados diretamente na clínica e, por isso, não garantem esse direito de arrependimento.

Quando o paciente possui menos de 16 anos o contrato deve ser assinado por seu representante legal. Se ele tiver entre 16 e 18 anos deverão assinar o representante e o adolescente juntos.

Por fim, é importante sempre garantir que, além da assinatura na última página, todas as demais páginas do contrato sejam rubricadas pelo paciente.

6.4.6 Plano de tratamento

É relativamente comum que, em muitos casos envolvendo implante, o paciente tenha a opção de escolher fazer uma prótese, como a prótese total (dentadura).

Nessas situações, pode-se utilizar um plano de tratamento

em que se indique ao paciente de forma clara quais são as suas opções e custos. Cada procedimento tem seus prós e contras e é isso que o paciente analisará, inclusive se a alternativa disponível está dentro das suas condições financeiras.

Um ponto essencial é que os procedimentos indicados pelo profissional devem ser viáveis segundo a literatura odontológica. O que quero dizer com isso é que o profissional não se exime de responsabilidade quando informa ao paciente que um procedimento não é seguro (= não é viável segundo a literatura odontológica) e mesmo assim o paciente assume o risco de fazê-lo.

Imagine um paciente que não possui osso suficiente e decide, apesar da recomendação contrária do profissional, fazer o implante. A eventual perda do implante é responsabilidade do profissional, pois é somente ele quem possui o conhecimento técnico. O paciente não poderá jamais assumir o risco de um procedimento que não é tecnicamente viável. Nesses casos, a responsabilidade sempre será do profissional.

Hipótese diversa ocorre quando o profissional indica um procedimento – dentre outros procedimentos tecnicamente viáveis – que considera ser muito melhor para o paciente, mas que este não tem condições financeiras de arcar. O paciente pode acabar optando pelo procedimento que cabe em seu orçamento, mas que poderá lhe trazer mais desconforto ou ser menos duradouro. Nessas situações, o plano de tratamento permite que o profissional comprove que orientou o paciente adequadamente e que a escolha de um procedimento menos indicado foi feita com plena consciência das implicações.

Portanto, é preciso que os profissionais registrem detalhadamente todas as opções de tratamento no prontuário do paciente. Esse registro inclui não apenas os procedimentos recomendados, mas, se possível, também os motivos pelos quais certas opções são preferíveis e os riscos associados a alternativas menos recomendadas. Tal prática assegura que o paciente esteja informado e que o cirurgião-dentista esteja resguardado.

6.4.7 Termo de uso de imagem

Na era das redes sociais, quem não é visto não é lembrado. E por isso é prática comum que os profissionais da odontologia usem as redes sociais para divulgação de trabalhos e captação de novos pacientes, em especial após a Resolução CFO 196/2019 que autorizou a divulgação de autorretratos (selfies) e de imagens relativas ao diagnóstico e ao resultado de tratamentos odontológicos.

No entanto, essa prática, apesar de eficaz para demonstrar os resultados e promover o profissional, envolve questões legais e éticas que devem ser rigorosamente observadas. Neste contexto, o termo de uso de imagem torna-se um documento essencial para garantir que as postagens estejam em conformidade com a legislação aplicável.

É preciso registrar, no entanto, que as fotos dos pacientes fazem parte do prontuário odontológico e, por isso, não necessitam de consentimento específico do paciente. Essas imagens são consideradas parte da documentação clínica e são utilizadas para fins de acompanhamento do tratamento, diagnóstico e planejamento terapêutico.

Contudo, a situação muda completamente quando se

trata de compartilhar essas imagens em plataformas públicas, como redes sociais. Para essa finalidade, é imprescindível obter a autorização expressa do paciente, através de um termo de uso de imagem. Este documento deve esclarecer detalhadamente como e onde as imagens serão utilizadas, garantindo que o paciente esteja plenamente ciente e de acordo com essa exposição.

Esse consentimento é necessário em função do direito de imagem do paciente que é resguardado por diversas leis no Brasil, além do próprio Código de Ética Odontológico que exige que o profissional respeite a privacidade do paciente, bem como da Resolução que autorizou a divulgação das fotos "antes e depois" sob a condição da obtenção do consentimento escrito e expresso do paciente.

O termo de uso de imagem precisa ter, no mínimo, a identificação das partes (dentista e paciente), a finalidade do uso da imagem, o tempo de duração da autorização, a informação de que o paciente poderá revogar o seu consentimento a qualquer momento e a assinatura do paciente.

Por fim, é bom ressaltar que segue proibida a divulgação de imagens nas redes sociais do decurso ("o durante") do procedimento odontológico realizado, ainda que haja consentimento do paciente.

6.4.8 Termo de finalização e satisfação

O psicólogo e professor Leon Festinger, no final dos anos 1950, desenvolveu a Teoria da Dissonância Cognitiva, que foi uma contribuição da psicologia para diversas áreas do conhecimento humano, inclusive o Direito.

Em seu livro, *"A Theory of Cognitive Dissonance"* o professor explica que os indivíduos buscam um estado de coerência (consonância) entre suas crenças e comportamentos. De modo que quando há uma incoerência (dissonância), as pessoas experimentam um desconforto psicológico que precisa ser de alguma forma reduzido e, para isso, elas tendem a alterar suas crenças e comportamentos, ou buscar informações que justifiquem ou minimizem a discrepância.

Talvez já tenha ouvido falar na parábola da "raposa e as uvas", atribuída a Esopo. Nela, conta-se a história de uma raposa que tenta, sem sucesso, comer um cacho de uvas que se encontra pendurado no topo de uma árvore. Nesse momento surge o descompasso entre o pensamento (querer comer as uvas) e o comportamento (não alcançar as uvas). Mas essa dissonância é tão grande que a raposa busca de alguma forma eliminar. Assim, após perceber que não conseguiria comer as uvas, a raposa afasta-se dizendo que as uvas estavam verdes.

No contexto da odontologia, muitas vezes o paciente, após finalizar um tratamento em que saiu satisfeito, começa a ouvir opiniões divergentes de outras pessoas, como amigos, familiares, redes sociais ou até outros profissionais que podem questionar a qualidade do tratamento ou sugerir que algo mais poderia ter sido feito. Com essas novas informações, o paciente passa a experimentar uma dissonância cognitiva e, buscando de alguma forma a consonância, passa a duvidar se realmente gostou do tratamento e se ele foi efetivo.

Por isso, cabe ao cirurgião-dentista se antecipar e diminuir o risco dessas possíveis mudanças de percepção do paciente. O termo de finalização do tratamento serve para formalizar a conclusão dos procedimentos realizados.

Nesse termo o paciente poderá confirmar que está satisfeito com os resultados alcançados pelo tratamento. Essa reafirmação escrita pode ser útil posteriormente para o profissional que poderá relembrar ao paciente que, no momento da finalização, ele estava de acordo com os resultados.

Ainda que isso não impeça a dissonância cognitiva de ocorrer, o profissional possuirá uma evidência de que o paciente concordou com os resultados obtidos no momento da finalização do tratamento, conferindo uma proteção ao dentista ao demonstrar que, no mínimo, o paciente ao reclamar posteriormente estará mudando sua percepção anteriormente manifestada.

Prestar serviço é sobre entender de pessoas. E, sabendo de toda a complexidade humana, é essencial fornecer um termo de finalização de tratamento no qual o dentista se resguarde contra possíveis mudanças de comportamento do paciente em função de opiniões externas.

6.4.9 Ficha de evolução do paciente

A "ficha de evolução" do paciente é um documento essencial na prática odontológica, funcionando como um registro detalhado, cronológico e contínuo do tratamento de um paciente. Assim como um diário pessoal, no qual uma pessoa anota suas atividades diárias e sentimentos, a ficha de evolução documenta cada passo do atendimento odontológico, oferecendo um relato minucioso das intervenções realizadas e das condições do paciente ao longo do tempo.

Para ser completa e eficaz, a ficha de evolução deve incluir as seguintes informações:

- **Data e hora:** Cada entrada deve ser datada e marcada com o horário em que o atendimento ocorreu, garantindo uma linha do tempo precisa do tratamento.
- **Nome do dentista:** é importante identificar o profissional responsável por cada atendimento, de modo a assegurar a responsabilidade de cada um.
- **Assinatura e número do CRO:** É o meio de oficializar o registro e autenticar a informação.

O documento, portanto, é uma ferramenta que confere: i) transparência: é um registro detalhado de todas as interações e procedimentos realizados; ii) responsabilidade compartilhada: o paciente quando assina a ficha reconhece a sua participação no êxito do resultado do procedimento; iii) defesa judicial: em caso de processo judicial, permite que o profissional forneça todas as informações necessárias acerca do atendimento realizado, permitindo-se uma reconstituição fidedigna dos acontecimentos.

Embora não haja, a princípio, a necessidade de que o paciente assine a ficha de evolução, essa assinatura é extremamente recomendável em algumas situações. Por exemplo, anote as faltas do paciente e a não adesão às orientações e solicite que o paciente assine, de modo a possuir uma confirmação de que o paciente pode ser responsabilizado pelo insucesso do tratamento.

Outro momento em que o profissional deve solicitar a assinatura do paciente é na "prova do dente", momento em que o paciente define a cor da prótese. Ressalte ao paciente que depois de sua aprovação a prótese apenas será refeita mediante novo pagamento.

É importante que as anotações na ficha de evolução sejam legíveis e que se evite o uso de rubricas. De nada adiantará registrar algo que não poderá ser posteriormente decifrado.

Em suma, a ficha de evolução é um diário do tratamento odontológico que garante que todos os aspectos do atendimento sejam registrados de forma clara e organizada. Muito além do registro clínico, a ficha de evolução atua como uma proteção para ambos os lados e promove um atendimento odontológico de alta qualidade e seguro.

6.4.10 Termo de consentimento livre e esclarecido (TLCE)

Imagine que alguém lhe peça para escolher entre duas opções, mas não lhe apresente mais nenhuma informação acerca dessas opções. Você provavelmente não realizará uma escolha efetiva, devido à falta de informação prévia. É dizer, para que exista uma escolha válida, é necessário que haja anteriormente informação sobre as opções disponíveis.

O dever de informar é, portanto, uma conduta essencial na relação de qualquer profissional de saúde. Quando o paciente não tem a informação devida, a justiça entende que ele pode ser indenizado, visto que teria sido privado da sua autodeterminação, pois não teve a oportunidade de ponderar os riscos e vantagens do tratamento.[6]

---

6 "(...) O dever de informar é dever de conduta decorrente da boa-fé objetiva e sua simples inobservância caracteriza inadimplemento contratual, fonte de responsabilidade civil *per se*. A indenização, nesses casos, é devida pela privação sofrida pelo paciente em sua autodeterminação, por lhe ter sido retirada a oportunidade de ponderar os riscos e vantagens de

A prática odontológica envolve riscos e responsabilidades. Entre as várias medidas que um dentista deve adotar para se proteger legalmente, o termo de consentimento é uma das mais fundamentais. Este documento pode ser determinante na vitória ou derrota em processos judiciais.

O termo de consentimento livre e esclarecido (TCLE) é um documento no qual o paciente declara estar ciente dos procedimentos que serão realizados, dos riscos envolvidos, dos benefícios esperados e dos cuidados necessários. Ele serve como prova de que o dentista cumpriu seu dever de informar o paciente adequadamente, permitindo que ele tome uma decisão consciente sobre seu tratamento.

Cada procedimento odontológico possui suas particularidades e riscos específicos, portanto, o termo de consentimento deve ser personalizado para cada tipo de intervenção. Um termo genérico não é suficiente para cobrir todos os detalhes que um procedimento específico requer. Por exemplo, uma extração de dente exige informações diferentes de um implante dentário.

No caso de implantes, o TCLE deve abordar, pelo menos, informações sobre osseointegração, riscos de quebra do implante, rejeição do implante, tempo de recuperação, dificuldades de adaptação, fatores de risco, a necessidade de

---

determinado tratamento, que, ao final, lhe causou danos, que poderiam não ter sido causados, caso não fosse realizado o procedimento, por opção do paciente. 7. O ônus da prova quanto ao cumprimento do dever de informar e obter o consentimento informado do paciente é do médico ou do hospital, orientado pelo princípio da colaboração processual, em que cada parte deve contribuir com os elementos probatórios que mais facilmente lhe possam ser exigidos". (STJ - RECURSO ESPECIAL Nº 1.540.580 - DF (2015/0155174-9).

retorno para manutenção e cuidados pós-operatórios.

Mesmo que o dentista execute o procedimento de forma impecável, a falta ou inadequação do termo de consentimento pode levar a condenações. Isso ocorre porque o dever de informar é um direito autônomo do paciente e uma obrigação legal do profissional de saúde.

Casos de pacientes que alegam não terem sido informados adequadamente sobre os riscos podem resultar em ações judiciais e condenações, independentemente da qualidade técnica do tratamento.

6.4.11 Checklist de documentos

<table>
<tr><th>Evento</th><th>Documento</th><td rowspan="10">Preenchimento cronológico da ficha de evolução do paciente</td></tr>
<tr><td>Paciente chega e informa a queixa principal e seu histórico de saúde</td><td>Anamnese e histórico clínico</td></tr>
<tr><td>Dentro da queixa principal e das possibilidades previstas na literatura odontológica, são indicadas as opções de tratamento ao paciente</td><td>Plano de tratamento</td></tr>
<tr><td>O paciente decide por uma das opções de tratamento viáveis</td><td>Contrato de prestação de serviços</td></tr>
<tr><td>O paciente recebe as informações dos riscos, cuidados e benefícios do procedimento contratado</td><td>Termo de consentimento livre e esclarecido</td></tr>
<tr><td>É documentado o estado do paciente antes da realização do procedimento</td><td>Exames e fotos</td></tr>
<tr><td>O profissional possui capacidade técnica para execução do tratamento</td><td>Execução do procedimento</td></tr>
<tr><td>É relembrado ao paciente os cuidados após o tratamento</td><td>Recomendações pós-tratamento e prescrição de medicamentos</td></tr>
<tr><td>Vai ser realizada postagem do resultado nas redes sociais</td><td>Termo de cessão do uso de imagem</td></tr>
<tr><td>Foi encerrado o tratamento</td><td>Termo de finalização e satisfação, fotos, exames</td></tr>
</table>

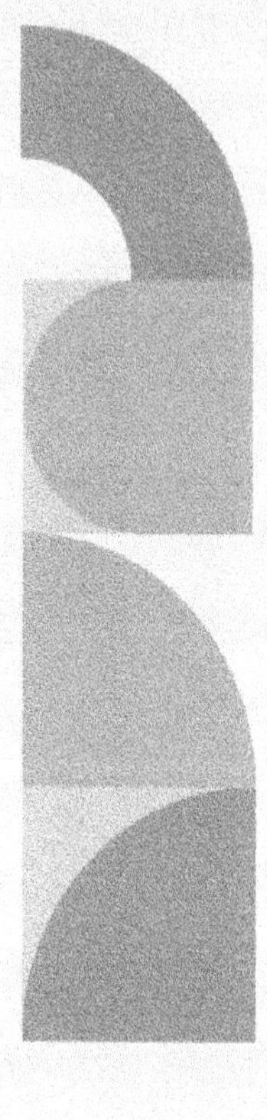

7. A ODONTOLOGIA EM JUÍZO

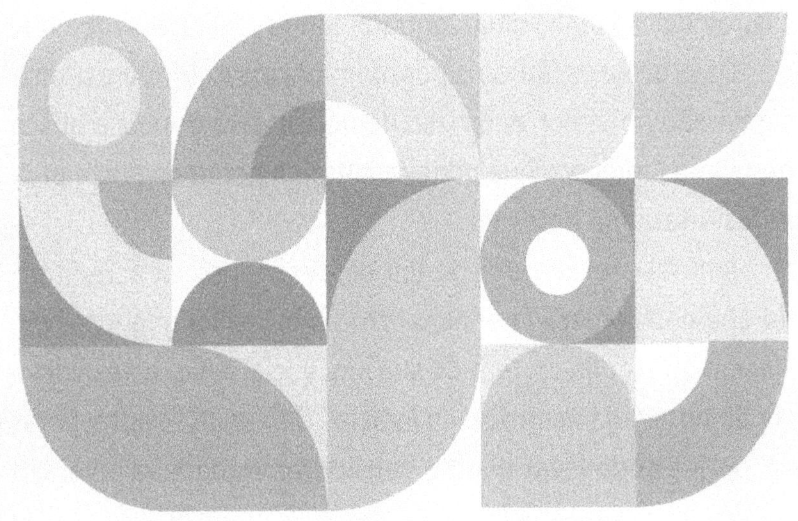

7.1 Como se defender em um processo judicial?

Nem sempre será possível impedir um processo judicial. Ainda que se adote condutas preventivas a possibilidade de uma ação judicial existe, especialmente quando se atende muitos pacientes. Isso ocorre porque, além de existirem pessoas de má-fé, a própria complexidade das relações humanas nem sempre permite a resolução amigável dos problemas.

Entretanto, ser alvo de um processo judicial não é motivo para desespero, principalmente se o profissional está seguro de sua correção técnica e possui a documentação adequada. Ao receber um mandado de citação (documento que informa que se iniciou um processo contra o profissional), o dentista deverá entrar em contato imediatamente com sua assessoria jurídica ou, caso ainda não tenha uma, contratar um advogado sem demora.

Os processos judiciais possuem prazos rígidos e o profissional não pode correr o risco de deixar para depois a busca por apoio jurídico, o que pode resultar na perda do prazo para apresentar uma defesa.

Ignorar a existência de um processo judicial acreditando que não cometeu nenhum erro é uma falha imperdoável. Mesmo que tenha certeza de sua inocência, essa certeza deve ser comprovada no processo judicial. Deixar de se apresentar na justiça pode levar o juiz a considerar verdadeira a versão do paciente simplesmente porque você não se defendeu (tecnicamente se chama de "revelia").

Em regra, os processos envolvendo erros odontológicos são decididos com base na realização de uma perícia judicial efetivada por um profissional da odontologia que irá analisar o prontuário e, em alguns casos, o próprio paciente, para verificar e dar seu parecer acerca da existência de erro por parte do profissional.

Em dissertação de mestrado acerca do tema, o professor Marcos Coltri analisou diversas decisões do Tribunal de Justiça de São Paulo e concluiu que o "*fator processual determinante para o resultado do julgamento (procedência ou improcedência) nas ações de indenização por 'erro odontológico' é a conclusão da prova pericial*"[7]e, por isso, "*a prova pericial é a rainha das provas*". Ou seja, se o perito for favorável ao dentista, provavelmente ele ganhará o processo, mas o inverso também é verdadeiro.

7.2. Responsabilidade

Todos temos obrigações que podem surgir de diversas fontes. Por exemplo, temos a obrigação de não danificar o patrimônio alheio, que é estabelecida pela lei. Por sua vez, o dentista tem a obrigação de prestar o serviço pelo qual foi pago. Essa obrigação surge do contrato, mesmo que verbal, realizado com seu paciente.

---

7 COLTRI, Marcos Vinicius. Responsabilidade civil em odontologia: a perícia é a rainha das provas. p. 56-57.

No entanto, muitas vezes essas obrigações não são cumpridas e, quando isso acontece, surge a chamada responsabilidade. A responsabilidade é um dever jurídico que nasce do descumprimento de um dever jurídico originário, ou seja, da obrigação assumida[8].

Portanto, quem não cumpre a obrigação que assumiu, como deixar de prestar o serviço contratado ou prestá-lo de forma inadequada, viola seu dever jurídico original (de prestar o serviço corretamente). Isso gera a responsabilidade (dever jurídico sucessivo) de restaurar e ressarcir o prejuízo causado pelo descumprimento da obrigação.

Em resumo, a responsabilidade e a obrigação estão tão interligadas[9] que, para determinar quem é responsável por ressarcir o prejuízo, é necessário entender quem o direito (por meio da lei ou do contrato) estabeleceu como o detentor da obrigação (dever originário).

---

8 Art. 186 do Código Civil: "Aquele que, por ação ou omissão voluntária, negligência ou imprudência, violar direito e causar dano a outrem, ainda que exclusivamente moral, comete ato ilícito".

9 Embora seja uma questão de técnica jurídica que não é preciso aprofundar, ressaltamos que há responsabilidade sem obrigação (como no caso do fiador que se responsabiliza pelo pagamento do aluguel apesar de não ser quem teria a obrigação original), bem como obrigação sem responsabilidade (como no caso de dívidas prescritas em que não deixa de existir a obrigação, embora não se possa mais fazer com que o devedor seja responsabilizado a pagar).

7.2.1. Tipos de responsabilidade

No mundo jurídico, os dentistas podem enfrentar diferentes tipos de responsabilidade (consequências). São elas: responsabilidade ética, penal e civil.

A responsabilidade ética (também chamada de administrativa) refere-se ao compromisso do dentista em seguir as normas estabelecidas pelo Conselho Federal de Odontologia (CFO) e pelos Conselhos Regionais de Odontologia (CRO's). Essas normas possuem como principal objetivo estabelecer padrões éticos de conduta profissional. Por exemplo, um dentista que realiza publicidade irregular em contrariedade com o Código de Ética pode ser alvo de processos éticos, resultando em advertências, suspensões ou até a cassação do registro profissional.

A responsabilidade penal, por sua vez, ocorre quando o dentista comete um ato considerado crime pelo Código Penal. Isso, em regra, inclui situações que resultem em dano grave ao paciente. Se um dentista realiza um procedimento sem os devidos cuidados e isso leva à morte ou lesão corporal do paciente, ele pode ser responsabilizado penalmente, enfrentando processos criminais e, inclusive, pena de prisão.

Por fim, há a responsabilidade civil que é a mais recorrente e envolve a obrigação do dentista em reparar os danos causados aos pacientes em decorrência de sua prática profissional. São os processos indenizatórios. Quando um paciente sofre danos devido a um tratamento de implante mal executado, ele pode processar o dentista para obter indenização por danos materiais e morais. No contexto deste livro, focaremos na responsabilidade civil, pois ela é fundamental para a prática cotidiana do dentista.

7.2.2 Imperícia, imprudência e negligência

Para que o profissional seja responsabilizado por alguma conduta que lhe é imputada, ele precisa agir com culpa. O significado jurídico desse termo possui certa complexidade, mas para nossa abordagem podemos resumir da seguinte forma: a culpa, em sentido amplo, inclui o dolo e a culpa em sentido estrito.

Dolo (lê-se dólo) é a intenção ou propósito deliberado de causar um resultado. Por exemplo, seria a hipótese de um profissional cometer intencionalmente uma lesão na boca do paciente no momento da reabertura de um implante. Esse tipo de intenção é praticamente inexistente na responsabilidade civil, sendo mais aplicável à responsabilidade penal.

Na responsabilidade civil, o profissional geralmente age com culpa em sentido estrito, que se subdivide nas três famosas espécies: imprudência, imperícia e negligência.

Imprudência é a realização de uma ação sem os devidos cuidados, de forma precipitada ou arriscada (agir além). Um exemplo na área odontológica seria um dentista que realiza implante em paciente ciente de que ele possui diabetes descontrolada.

Negligência é a omissão de uma ação necessária, ou seja, a falta de cuidado e atenção que se espera de um profissional (agir aquém). Um exemplo seria um dentista que não realiza adequadamente a esterilização dos instrumentos, resultando em uma infecção no paciente.

Já a imperícia refere-se à falta de habilidade técnica ou

conhecimento necessário para realizar determinado procedimento. Por exemplo, um dentista que realiza um tratamento de implante zigomático sem a devida capacidade técnica, causando danos ao paciente por não seguir os procedimentos adequados.

7.2.3. Responsabilidade civil do cirurgião-dentista: subjetiva

Vimos anteriormente as diversas hipóteses de culpa. Em regra, o profissional só poderá ser responsabilizado por uma conduta danosa ao paciente se ficar comprovado que essa ação é consequência de uma conduta culposa do profissional (imprudência, imperícia ou negligência). Essa é a chamada responsabilidade subjetiva.

No entanto, o Direito evoluiu e introduziu a ideia de responsabilidade objetiva, na qual um agente pode ser responsabilizado independentemente de ter agido com culpa. Basta, nesse caso, comprovar um dano e que esse dano foi consequência de uma conduta adotada pelo agente.

A ideia básica dessa teoria é que certos agentes, devido ao risco que suas atividades apresentam, devem ser responsabilizados mesmo sem culpa, apenas pela existência do dano e do nexo entre a conduta praticada e o dano. Isso se aplica a áreas nas quais o risco inerente das atividades justifica uma maior proteção à vítima.

Na legislação brasileira, o Código de Defesa do Consumidor (CDC) estabelece que, em regra, os fornecedores de produtos e serviços devem ser responsabilizados de forma objetiva. No entanto, há uma exceção importante para os profissionais liberais[10], como os dentistas. A responsabilidade desses profissionais permanece subjetiva, ou seja, eles só podem ser condenados se restar provado que agiram de forma imprudente, negligente ou imperita.

Portanto, aplicando a regra específica do Direito do Consumidor, a responsabilidade dos dentistas é subjetiva. Isso significa que, para responsabilizar um dentista (pessoa física) por danos causados a um paciente, é necessário comprovar a atuação culposa do profissional (imperícia, imprudência ou negligência).

7.2.4. Responsabilidade civil da clínica: subjetiva derivada

Diferente é a perspectiva quando estamos falando de uma clínica odontológica (empresa) pela qual não é aplicável a exceção prevista no Código de Defesa do Consumidor relativa ao profissional liberal. Nesses casos em que o paciente processa judicialmente a clínica – e não o dentista como pessoa física – seria aplicável, portanto, a regra geral de responsabilidade objetiva.

Entretanto, em função de decisão do Poder Judiciário no campo da medicina (que se aplica analogicamente à odontologia)[11], passou-se a diferenciar da seguinte forma

---

10 Art. 14, § 4°, CDC: A responsabilidade pessoal dos profissionais liberais será apurada mediante a verificação de culpa.

11 AGRAVO INTERNO NO AGRAVO EM RECURSO ESPECIAL. AÇÃO DE INDENIZAÇÃO POR DANOS MORAIS E MATERIAIS. CIRURGIA PARA CORREÇÃO DE FRATURA NO TORNOZELO. COMPLICAÇÕES. ANESTESIA PERIDURAL. PACIENTE EM ESTADO VEGETATIVO. ERRO MÉDICO. CULPA CONFIGURADA. HOSPITAL.

as condutas praticadas:

i) condutas de hotelaria (*atos "extra odontológicos"*) em que a responsabilidade da pessoa jurídica é objetiva. Por exemplo, a responsabilidade da clínica é objetiva caso ela efetue a negativação de um paciente sem que ele tenha qualquer dívida. Trata-se de uma conduta administrativa que não tem a ver com a conduta do profissional liberal (dentista);

ii) condutas dos profissionais liberais (*"ato odontológico"*) em que a responsabilidade civil é subjetiva derivada, ou seja, exige a comprovação da conduta culposa do profissional liberal para que a clínica possa ser responsabilizada. Portanto, caso o paciente processe a clínica alegando ser vítima de um procedimento errado, deverá ficar comprovado que o profissional liberal agiu de forma culposa para que a clínica possa ser condenada.

RESPONSABILIDADE SUBJETIVA. AÇÃO DE REGRESSO. PROCEDÊNCIA. DANOS MORAIS. VALOR. RAZOABILIDADE. 1. Recurso especial interposto contra acórdão publicado na vigência do Código de Processo Civil de 2015 (Enunciados Administrativos n°s 2 e 3 / STJ). 2. A jurisprudência desta Corte encontra-se consolidada no sentido de que **a responsabilidade dos hospitais, no que tange à atuação dos médicos contratados que neles trabalham, é subjetiva**, **dependendo da demonstração da culpa do preposto**. 3. A **responsabilidade objetiva** para o prestador do serviço prevista no artigo 14 do Código de Defesa do Consumidor, no caso, o hospital, **limita-se aos serviços relacionados com o estabelecimento empresarial**, tais como a estadia do paciente (internação e alimentação), as instalações, os equipamentos e os serviços auxiliares (enfermagem, exames, radiologia). Precedentes. (...) (AgInt no AREsp n. 1.375.970/SP, relator Ministro Ricardo Villas Bôas Cueva, Terceira Turma, julgado em 10/6/2019, DJe de 14/6/2019).

Podemos separar graficamente da seguinte forma, seguindo os ensinamentos de Marcos Coltri, um dos mais renomados professores com atuação em direito odontológico:

Responsabilidade de Clínicas
Ato do profissional liberal (ato "odontológico")
Ato de hotelaria ("extra odontológico")
Responsabilidade civil subjetiva derivada
Responsabilidade civil objetiva

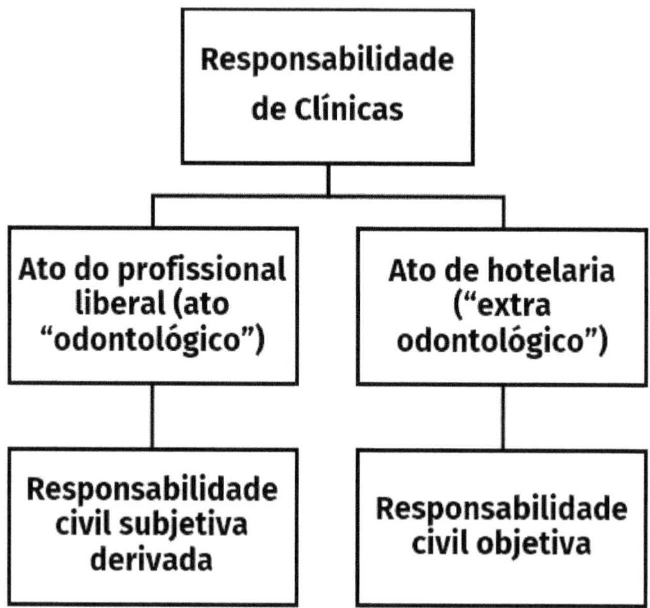

Em síntese, a responsabilidade civil das clínicas odontológicas é objetiva, responsabilizando-se civilmente, no que tange à atividade empresarial desenvolvida, sem que haja aferição da culpa. Contudo, se a conduta questionada referir-se a erro praticado por dentista da clínica, impõe-se a comprovação da responsabilidade subjetiva do profissional. Repise-se que, nesse caso, a responsabilidade da clínica, embora objetiva, depende da caracterização do erro pessoal de seu preposto (dentista), tratando-se de hipótese de responsabilidade civil subjetiva derivada.

7.2.5 Responsabilidade da clínica odontológica pelo erro do protético

A implantodontia é um procedimento tão complexo que não depende apenas do trabalho do cirurgião-dentista, mas também do trabalho do protético que será responsável pela confecção da prótese que será instalada na boca do paciente. A questão que se coloca é: será que a clínica odontológica pode ser processada pelo paciente em função de um erro do protético?

Precisamos relembrar que a relação da clínica odontológica com seu paciente, segundo entendimento majoritário da justiça, é regida pelo Código de Defesa do Consumidor. Sendo assim, essa lei entende que todos aqueles que participam da cadeia do fornecimento do produto e do serviço são igualmente responsáveis.

Em caso decidido pelo Superior Tribunal de Justiça (RECURSO ESPECIAL Nº 2067675 - RS), restou determinado que enquanto o profissional (dentista) presta serviço diretamente ao paciente, caracterizando um serviço de saúde, o laboratório de prótese dentária presta um serviço eminentemente técnico e mecânico, de forma indireta ao paciente e diretamente à clínica odontológica.

Isso significa que o laboratório pode ser processado pelo mero defeito na prótese, sem a necessidade de demonstrar qual foi o erro cometido. É a chamada responsabilidade objetiva. Assim, se o laboratório entrega uma prótese com defeito, ele pode ser responsabilizado diretamente.

Ocorre que o paciente – muitas vezes – sequer sabe informações do laboratório que confeccionou a prótese, motivo pelo qual pode escolher processar diretamente a clínica odontológica que também poderá ser condenada, ainda que não tenha sido a responsável direta pelo problema.

De outro lado, caso a clínica consiga comprovar que a falha do implante decorreu de erro unicamente do protético, a clínica odontológica poderá processar o laboratório de prótese para ressarcir os danos sofridos (tecnicamente é chamado de "direito de regresso").

7.2.6 A iatrogenia e a responsabilidade civil

A iatrogenia refere-se, juridicamente, a qualquer efeito adverso ou complicação não intencional causada por um tratamento odontológico, mesmo quando realizado com a melhor técnica prevista na literatura.

A iatrogenia, diferentemente da culpa, decorre de um ato lícito em que o profissional não age com imprudência, negligência e nem imperícia, mas ainda assim é produzido um resultado danoso ao paciente.

Desse modo, como o ato danoso não é provocado diretamente por uma conduta equivocada do profissional, sendo, em verdade, um risco natural e inevitável inerente ao procedimento odontológico realizado, não há que se falar em responsabilidade civil.

A responsabilidade civil do profissional de saúde não é aplicável em casos de iatrogenia, desde que o procedimento tenha sido realizado de acordo com as normas técnicas da profissão.

Em estudo aprofundado sobre a aplicação do termo "iatrogenia" nas decisões judiciais envolvendo a odontologia, o professor Sérgio Duz ensina os requisitos que devem ser preenchidos:

> **Para que a iatrogenia não caracterize um ato ilícito, deve atender aos seguintes requisitos:**
> **1. Previsibilidade:** Aceita-se uma iatrogenia previsível se o estágio de evolução, atingido pela ciência odontológica, não apresenta técnicas e procedimentos isentos de efeitos indesejáveis e o resultado não desejado, conhecido e esperado, é mais benéfico ao paciente do que a não intervenção profissional.
> **2. Imprevisibilidade:** A iatrogenia será imprevisível quando:
> **a)** A introdução de novas técnicas, procedimentos e medicamentos, embora já admitidos pela ciência, pode apresentar resultados danosos que não eram esperados.
> **b)** A sua ocorrência está relacionada com as condições pessoais do paciente, que não poderiam ser antecipadas pelo profissional.
> **3. Inevitabilidade:** A iatrogenia é inevitável quando não pode ser impedida nos seus efeitos, ainda que o profissional não tenha agido com culpa[12].

Assim, nem toda conduta praticada por um profissional da odontologia que gere um resultado danoso ao paciente terá como consequência a configuração de responsabilidade civil.

---

12 DUZ, Sérgio. A importância da perícia frente a iatrogenia e a responsabilidade civil no exercício da odontologia. p. 246.

Isso porque pode se tratar, na espécie, de iatrogenia na qual a atuação do dentista é pautada pela melhor técnica, inexistindo imprudência, negligência ou imperícia, mas os resultados provocados são inevitáveis e danosos à saúde do paciente.

A iatrogenia, no entanto, quando previsível, pode levar o profissional a ser responsabilizado civilmente não pela má-execução do tratamento, mas sim pelo não cumprimento do dever de informação. É que o paciente deve saber que podem ocorrer complicações e consequências inevitáveis e naturais ao procedimento odontológico realizado de modo a conferir o seu consentimento de forma livre e esclarecida. Para prevenir esse risco o profissional deve usar o termo de consentimento livre e esclarecido (TCLE).

7.3 Implante: obrigação de meio ou de resultado?

É senso comum nas decisões judiciais a afirmação de que, diferentemente dos médicos, em relação aos tratamentos odontológicos, *"os profissionais especializados nessa ciência, em regra, comprometem-se pelo resultado, visto que os objetivos relativos aos tratamentos, de cunho estético e funcional, podem ser atingidos com previsibilidade"* (STJ - Resp n° 1238746/MS, Rel. Ministro Luis Felipe Salomão, julgamento em 18.10.2011).

Enquanto nas obrigações de meio o profissional compromete-se a realizar todos os esforços possíveis para atingir um resultado, mas sem se comprometer com o credor/paciente a alcançar esse resultado; nas obrigações de resultado o profissional obriga-se a atingir o resultado, sem o qual, a sua obrigação não estará satisfeita.

Embora essa divisão já venha, há tempos, sendo alvo de críticas, sobretudo da doutrina especializada[13], inevitável reconhecer que esse conceito difundido no início do século XX pelo francês René Demogue[14] ainda é muito utilizado pelos julgadores no Brasil.

Costuma-se entender que tratamentos estéticos se configuram como "obrigações de resultado", já que o paciente saudável estaria desejando a melhora de sua aparência física, sem a qual não contrataria o serviço. Por outro lado, tratamentos funcionais se configurariam como "obrigações de meio", já que não se pode exigir que o profissional cure o paciente, mas apenas que faça todos os esforços nesse objetivo.

Essa divisão parece esquecer que o credor nas "obrigações de meio" também possui interesse em um resultado que lhe seja útil, embora saiba da dificuldade do devedor chegar a esse resultado.

De todo modo, ainda que adotemos essa conceituação tradicional, há um outro equívoco em considerar que a *"obrigação assumida pelo cirurgião dentista é de resultado, considerando a finalidade do tratamento (...) de implante dentário"*[15].

O implante dentário possui finalidade – no mínimo – mista. O objetivo do tratamento é recuperar a função mastigatória, evitando-se doenças como gastrite, dificuldade de engolir, de falar e, inclusive, evitando que os demais dentes naturais

13 NETO, Miguel Kfouri. Culpa médica e ônus da prova. p. 237.

14 RENTERÍA, Pablo. Obrigações de meio e de resultado: análise crítica. p. 9.

15 Processo 0273417-33.2019.8.19.0001 - APELAÇÃO. Des(a). FABIO UCHOA PINTO DE MIRANDA MONTENEGRO - Julgamento: 07/12/2023 - VIGÉSIMA PRIMEIRA CÂMARA DE DIREITO PRIVADO, TJ/RJ.

se movimentem e provoquem uma má oclusão. É dizer, os profissionais que atuam com implantes estão buscando a “cura” do paciente, de modo a tentar restabelecer de forma integral uma “função” essencial.

De fato, o objetivo estético também existe no tratamento, já que o paciente voltará a ter o seu “sorriso”. Entretanto, o objetivo funcional é primordial.

Sendo assim, utilizando-se da diferenciação tradicional que entende que tratamentos estéticos geram obrigações de resultado, o implante – por não ser um tratamento meramente estético, mas sim um tratamento para buscar a recuperação da função mastigatória – deve ser também tratado como uma obrigação de “meio”, no mínimo, em relação à sua parte cirúrgica, conforme já decidiu o Superior Tribunal de Justiça em hipótese semelhante. Confira-se:

> PROCESSO CIVIL E CIVIL. RESPONSABILIDADE CIVIL. MÉDICO. CIRURGIA DE NATUREZA MISTA – ESTÉTICA E REPARADORA. LIMITES. PETIÇÃO INICIAL. PEDIDO. INTERPRETAÇÃO. LIMITES. (...). 2. Nas **cirurgias de natureza mista** – estética e reparadora –, a responsabilidade do médico não pode ser generalizada, **devendo ser analisada de forma fracionada, sendo de resultado em relação à sua parcela estética e de meio em relação à sua parcela reparadora**. (...)” (Recurso especial nº 1.097.955/MG. Relatora: Ministra Nancy Andridhi).

Mas é preciso evoluir e entender que a diferenciação entre obrigações de “resultado” e de “meio” merecem uma releitura, conforme a doutrina moderna vem realizando, tendo por base o primado da boa-fé objetiva.

É preciso verificar quais são as expectativas legítimas que o paciente possui no caso concreto, de modo a se conseguir realizar a diferenciação com base no fenômeno da assunção de riscos.

O professor Pablo Renteria ensina que o ponto fundamental não é a menor ou maior dificuldade do devedor em garantir a segurança do credor, mas sim o fato do credor haver aceitado correr o risco que faz com que o dever de segurança seja considerado como obrigação de meio ou de resultado.[16]

No mesmo sentido, o professor Gustavo Tepedino aponta que a qualificação da obrigação como resultado depende mais da informação oferecida ao paciente do que efetivamente de característica ontológica da prestação. Assim o insucesso na obtenção do fim proposto, nas chamadas obrigações de resultado, não pode acarretar a responsabilidade automática do profissional, de modo a desconsiderar o seu empenho e outros fatores supervenientes[17].

Assim, pode haver situações em que o paciente esteja ciente dos riscos de não se chegar a um resultado e aceite tal circunstância, de modo que estaremos diante de uma obrigação de meio.

De outro lado, pode haver situações em que o paciente tenha a legítima expectativa de que o profissional atingirá um resultado, seja em função do que lhe foi informado ou pelas circunstâncias habituais, de modo que se estará diante de uma obrigação de resultado.

---

16 RENTERIA, Pablo. Obrigações de meio e de resultado. p. 73.

17 TEPEDINO, Gustavo. Fundamentos do direito civil. Vol 4. Responsabilidade civil. 5ª ed. Editora Forense, 2024, p. 14,15

Do exposto, podemos verificar a importância essencial de entender as expectativas legítimas das partes, mostrando-se preponderante, entre as circunstâncias que devem ser levadas em consideração, o exame das informações que foram (ou deixaram de ser) prestadas[18] pelo cirurgião-dentista ao paciente.

Por isso que apenas a análise do caso concreto pode permitir verificar se uma obrigação é de resultado ou de meio. E esta análise é realizada com base nas atitudes, declarações e omissões realizadas pelas partes.

O profissional que atua com implantodontia precisa deixar evidente para o paciente – em sua conduta e em seus documentos (em especial o termo de consentimento) – que o procedimento possui riscos, bem como que não está prometendo um resultado já que esse depende de circunstâncias imponderáveis e específicas do paciente.

Quanto maiores as informações acerca dos riscos e complexidade do tratamento, maior a possibilidade do profissional demonstrar que, no caso concreto, não prometeu um resultado, mas sim atuar com zelo necessário para atingi-lo e que, em certas hipóteses, o resultado poderá não ser atingindo por circunstâncias alheias à sua vontade.

Cabe ao profissional evidenciar, caso a caso, quais as expectativas que o paciente pode ter com o procedimento, de modo a se configurar em uma obrigação de meio ou de resultado.

---

18 Idem. p. 82.

7.4 Inadimplência financeira

A inadimplência do paciente é mais uma variável com que o profissional que atua na implantodontia precisa saber lidar. Por se tratar de um procedimento com alto valor financeiro é comum que as clínicas aceitem o parcelamento do contrato e, portanto, fiquem sujeitas ao descumprimento da obrigação financeira por parte do paciente.

É importante diferenciar entre o paciente inadimplente e aquele que está apenas temporariamente em atraso. O primeiro demonstra um padrão de não pagamento e geralmente não responde às tentativas de negociação ou regularização da dívida. Já o segundo pode estar enfrentando dificuldades financeiras temporárias, mas demonstra interesse em quitar o débito e busca, de alguma forma, uma solução para resolver sua pendência.

Mas seja o paciente inadimplente ou aquele que está temporariamente inadimplente, é preciso que a clínica possua um controle rigoroso sobre o não cumprimento da obrigação de pagamento do serviço por parte dos pacientes.

7.4.1 Como cobrar pacientes inadimplentes?

Para lidar com a inadimplência, deve-se estabelecer políticas claras desde o início. O paciente deve saber exatamente quais são as condições de pagamento e as consequências do não cumprimento dessas condições; e isso deve estar descrito em um contrato de prestação de serviços.

Além do contrato, é recomendável implementar um

sistema de acompanhamento regular dos pagamentos para que seja possível identificar rapidamente qualquer atraso. Ao identificar um paciente inadimplente, a primeira medida deve ser uma comunicação direta, buscando entender a situação do paciente e oferecer alternativas de pagamento para facilitar a quitação do débito.

A flexibilidade para a quitação do débito pode ajudar o paciente a resolver essa pendência financeira. Mas se as tentativas de negociação não forem bem-sucedidas, pode ser necessário utilizar ferramentas de cobrança mais formais, como cartas de cobrança ou até mesmo a contratação de uma empresa especializada.

Em último caso, se todas as tentativas amigáveis falharem, recorrer à inclusão do nome do paciente nos cadastros restritivos de crédito e ao Judiciário pode ser necessário para garantir o recebimento do valor devido.

7.4.2 Como criar um fluxo de cobranças?

A construção de um fluxo de cobranças bem definido e com prazos específicos é um apoio fundamental para uma gestão eficiente de uma clínica odontológica.

Esse fluxo permite que todas as etapas do processo de cobrança sejam realizadas de maneira organizada, garantindo que o paciente inadimplente seja lembrado de suas obrigações financeiras de forma profissional e respeitosa. Além disso, um fluxo de cobranças bem estruturado pode aumentar significativamente as chances de recuperação dos valores devidos.

Estabelecer um cronograma claro para as ações de

cobrança também ajuda a equipe da clínica a manter-se organizada e focada, evitando esquecimentos ou atrasos que possam prejudicar a recuperação do débito.

Por exemplo, uma política de cobranças estruturada pode incluir as seguintes etapas:

- **Primeira Lembrança por WhatsApp (D+10)**: Enviar uma mensagem amigável após o vencimento da fatura, lembrando o paciente sobre o pagamento pendente. Esse contato inicial deve ser feito de maneira educada, oferecendo opções de parcelamento, se necessário.
- **Segundo contato (D+15)**: Enviar uma nova mensagem para verificar com o paciente as razões do débito e buscar, mais uma vez, realizar o parcelamento da dívida.
- **Notificação Formal (D+20)**: Caso a dívida não seja quitada, enviar uma notificação formal por e-mail ou carta com aviso de recebimento. Essa notificação deve ser formal e incluir detalhes sobre as possíveis consequências da inadimplência contínua, como a inclusão do nome do paciente em serviços de proteção ao crédito.
- **Negativação**: Se a dívida persistir após a notificação formal, o próximo passo pode ser a negativação do nome do paciente junto aos órgãos de proteção ao crédito. Essa medida deve ser comunicada ao paciente previamente, dando-lhe uma última oportunidade para regularizar a situação antes da inclusão de seu nome na lista de inadimplentes. Quando um paciente inadimplente tem seu nome incluído em cadastros de proteção ao crédito, como SPC e Serasa, ele enfrenta dificuldades para obter crédito, fazer financiamentos e até mesmo realizar compras parceladas. Essa situação

pode motivar o paciente a regularizar sua dívida para evitar esses inconvenientes. Em regra, embora haja necessidade de prévia informação, não há um tempo mínimo estabelecido por lei para que a clínica possa negativar o nome do paciente após a dívida se tornar vencida, apesar de existirem algumas leis em certos Estados que fixam um tempo mínimo. No entanto, é considerado uma boa prática adotar um período de aviso e tentativa de negociação antes de recorrer à negativação, para demonstrar boa-fé e disposição em resolver a situação de maneira amigável.

- **Ação Judicial**: Finalmente, se todas as tentativas anteriores falharem, a clínica pode considerar a possibilidade de ingressar com uma ação judicial para recuperar o valor devido. A ação judicial pode resultar na obtenção de uma sentença que obrigue o paciente a quitar o débito, com possibilidade de penhora de bens para satisfazer a dívida. Para que essas medidas sejam efetivas, é importante que a clínica tenha coletado corretamente os dados do paciente no momento do cadastro. Entre esses dados, o endereço atualizado do paciente é de suma importância, pois garante que a clínica tenha um endereço válido para enviar notificações e para possíveis diligências judiciais. Portanto, solicitar um comprovante de residência durante o cadastro inicial do paciente ou em algum momento do tratamento é uma prática recomendada.

Por fim, para evitar a inadimplência desde o início, podem ser implementadas estratégias preventivas, como realizar uma análise de crédito dos novos pacientes, solicitar um pagamento inicial ou adiantado para tratamentos de alto valor e manter um canal de comunicação aberto e transparente com os pacientes sobre suas obrigações financeiras. Oferecer diversas opções de pagamento, como cartões de crédito, débito automático e boletos bancários, também pode ajudar a reduzir a inadimplência.

7.4.3 O que é proibido na realização de cobranças?

No momento de realizar a cobrança de um paciente inadimplente é preciso observar rigorosamente os limites legais para evitar práticas abusivas que possam gerar mais problemas do que soluções.

Algumas ações são expressamente proibidas e podem acarretar sérias consequências jurídicas e danos à reputação da clínica. Entre as práticas proibidas, destacam-se a cobrança de terceiros e a cobrança vexatória.

Cobrança de terceiros ocorre quando o credor, na tentativa de obter o pagamento, entra em contato com pessoas que não possuem relação direta com a dívida, como familiares, amigos ou colegas de trabalho do paciente inadimplente. Essa prática é ilegal e considerada uma violação da privacidade do devedor. A legislação brasileira protege o consumidor contra esse tipo de abordagem, sendo certo que entrar em contato com terceiros pode não apenas causar constrangimento ao paciente, mas também expor informações pessoais indevidamente, resultando em possíveis processos por danos morais.

A cobrança vexatória é outra prática expressamente proibida e consiste em métodos de cobrança que expõem o devedor ao ridículo ou causam constrangimento e humilhação. Um exemplo comum de cobrança vexatória é a exposição do nome do devedor em redes sociais, seja por meio de publicações ou comentários que revelam sua condição de inadimplente. Tal atitude é considerada abusiva e pode levar a ações judiciais por danos morais.

Outras práticas proibidas incluem o envio de mensagens ou e-mails com informação falsa, linguagem ameaçadora ou ofensiva, a insistência em contatos telefônicos repetitivos e inoportunos e a divulgação da dívida em locais públicos, como listas afixadas na clínica.

7.5 Aplicação prática: levantamento de decisões judiciais

Estudar como a justiça atua em casos de processos judiciais envolvendo a odontologia é uma das melhores formas de prevenir problemas e buscar uma atuação mais segura.

Através dessa análise, pode-se verificar os principais motivos dos processos judiciais:

i) **Falha na Prestação de Serviço**: Muitos processos alegam que a execução inadequada do tratamento levou a complicações como infecções, perda do implante ou a necessidade de retratamento. Exemplo disso é a falha na osseointegração do implante ou a realização de procedimentos sem o devido planejamento.

ii) **Danos Morais e Materiais**: Além dos danos materiais, os pacientes frequentemente alegam danos morais devido ao sofrimento físico e psicológico causado pelas falhas nos tratamentos.

iii) **Deficiência no Dever de Informação**: A falta de informações claras e adequadas ao paciente sobre os riscos e procedimentos do tratamento é outra causa comum de litígios. A violação do dever de informação pode resultar na condenação do profissional por danos morais.

iv) **Responsabilidade Solidária da Clínica**: As clínicas são frequentemente responsabilizadas solidariamente junto com os profissionais que executaram os procedimentos.

Abaixo analisaremos dois casos de forma mais específica, um em que o cirurgião-dentista ganhou o processo e outro em que perdeu.

Caso 1 (TJ/RJ processo 0017739-12.2022.8.19.0001):

A parte autora alegou que, após fraturar seu dente canino, contratou a clínica ré para realizar um implante dentário. Durante a cirurgia de exodontia, seu palato foi gravemente lesionado, levando a uma necrose e queda de parte do palato. A autora ficou sem prótese dentária por 315 dias e sofreu com dor, mudança na coloração do palato e uma grande cavidade após a cicatrização. Ela solicitou indenização por danos materiais, morais e estéticos.

A clínica ré alegou que a lesão no palato não foi causada pelo procedimento e que prestou todo o suporte necessário para a recuperação da autora. Afirmou que a autora era fumante, o que poderia ter contribuído para a lesão. Negou a existência de falhas no serviço e argumentou que não havia razão para a devolução dos valores pagos, nem para a indenização por danos morais e estéticos.

O juiz analisou o laudo pericial, que apontou falhas no planejamento do tratamento pela clínica ré, como a ausência de exames prévios essenciais (tomografia) e a má execução da cirurgia de exodontia, que resultou na lesão do palato da autora. O perito também ressaltou que a ficha clínica da autora estava incompleta e em desacordo com o código de ética odontológica, que não houve exame de anamnese com a autora, tampouco foram esclarecidas quaisquer possibilidades de adversidades em razão do tabagismo.

Com base nesses elementos, o juiz concluiu que houve falha na prestação do serviço odontológico por parte da ré, o que resultou em danos significativos à saúde e bem-estar da autora. Portanto, condenou a clínica ré ao pagamento de:

- R$ 15.000,00 por danos morais, considerando o sofrimento, a dor e a humilhação suportados pela autora devido à lesão e ao longo período sem a prótese dentária.
- R$ 5.000,00 por danos estéticos, em razão da alteração física permanente e visível resultante da lesão no palato.

Este caso ressalta a necessidade de uma avaliação prévia completa e detalhada antes de qualquer procedimento odontológico, incluindo a realização de todos os exames necessários para um planejamento seguro. Também sublinha a importância de um acompanhamento pós-operatório diligente para identificar e tratar qualquer complicação que possa surgir, garantindo assim a segurança e o bem-estar do paciente. Além disso, a comunicação clara e contínua com o paciente sobre os riscos e os cuidados necessários é essencial para evitar mal-entendidos e assegurar que haja um consentimento livre e esclarecido.

Caso 2 (TJ/RJ processo 0008876-83.2021.8.19.0007):

A parte autora alegou que contratou a clínica para a realização de um tratamento odontológico que envolvia a colocação de cinco implantes dentários, com um prazo de conclusão de 11 meses. No entanto, houve diversas interrupções e adiamentos nas consultas, prolongando o tratamento além do previsto. Devido a essa demora, a paciente sofreu aflições e angústia.

A clínica argumentou que o tratamento foi realizado conforme o previsto, e que a duração do tratamento depende de fatores biológicos individuais do paciente. A clínica alegou que prestou atendimento adequado durante todo o período, inclusive durante a pandemia de COVID-19, e que a demora no tratamento foi justificada e dentro dos padrões esperados.

O juiz concluiu que não havia prova mínima de que o tratamento realizado pela clínica ré foi defeituoso ou que a demora foi indevida e injustificável. Destacou que os prazos fornecidos por profissionais de saúde são geralmente estimados e podem variar conforme a complexidade do tratamento e as condições biológicas individuais do paciente. O juiz também reconheceu que as consultas foram realizadas periodicamente, mesmo durante o período de lockdown causado pela pandemia, demonstrando que a clínica prestou atendimento contínuo.

Portanto, a sentença julgou improcedentes os pedidos da autora.

Este caso enfatiza a importância de uma comunicação clara com os pacientes sobre a duração estimada e as possíveis variações no tempo de tratamento odontológico. Profissionais devem informar seus pacientes sobre os fatores que podem influenciar a duração do tratamento e manter um registro detalhado de todas as consultas e procedimentos realizados (ficha de evolução).

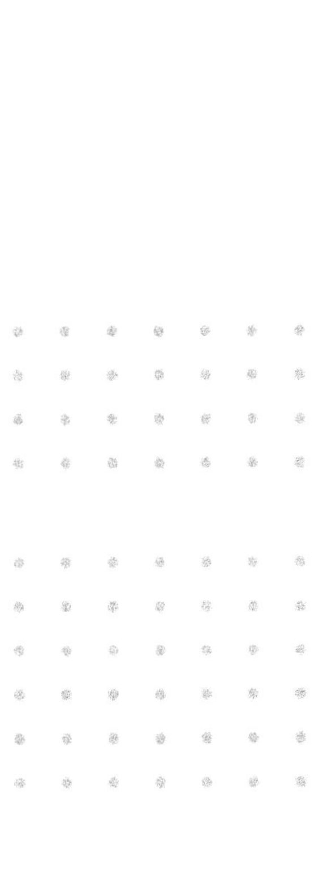

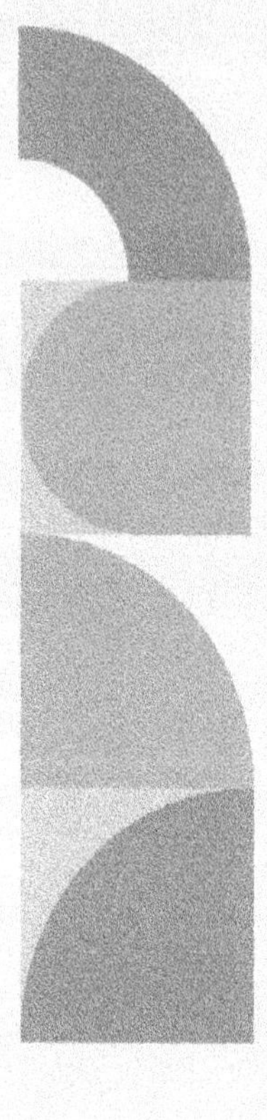

8. OUTRAS QUESTÕES LEGAIS

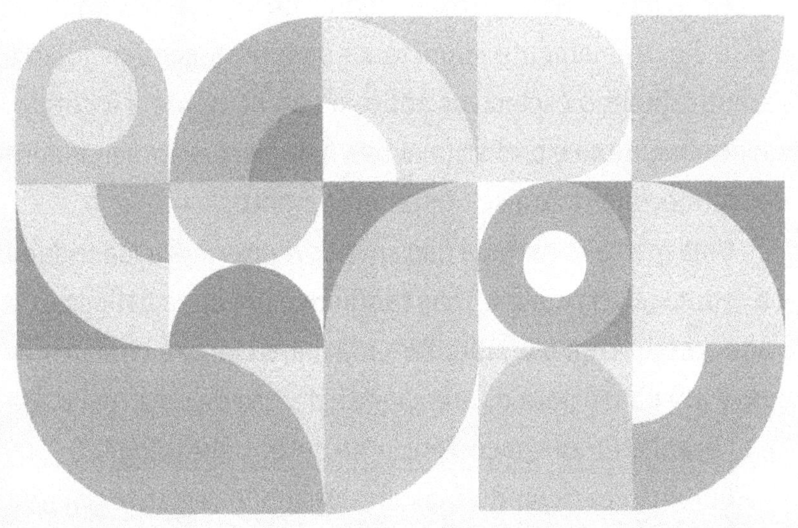

Além das questões diretamente relacionadas ao atendimento e aos direitos dos pacientes, existem outras áreas críticas de proteção que são igualmente importantes para a operação segura e eficiente de uma clínica odontológica. Essas proteções abrangem aspectos de registro de marca, proteção de dados pessoais, trabalhistas e da própria sociedade.

8.1 Proteção da marca

A realização do registro de marca de uma clínica odontológica é extremamente importante para proteger o negócio e garantir direitos exclusivos sobre o uso do nome e logotipo, especialmente se o profissional tem uma visão empreendedora de fortalecimento do seu estabelecimento.

Uma marca registrada não apenas representa a identidade e a reputação da clínica, mas também é um ativo valioso que pode crescer com o tempo. Ter uma marca forte e bem protegida é um passo para diferenciar-se dentro de uma realidade de acirramento da concorrência no setor odontológico.

Por sua vez, quando o profissional não registra a marca

da clínica pode ter como consequência uma série de problemas jurídicos. Se, por exemplo, outra empresa registrar um nome ou logotipo semelhante, o proprietário da clínica poderá ser processado por infração de marca e obrigado a parar de utilizar sua própria marca.

Isso pode significar ter que alterar toda a identidade visual da clínica, incluindo placas, materiais de marketing e até o nome no registro comercial. Além disso, há o risco de perder pacientes que associam a marca a outro negócio, resultando em perda de receita e reputação. O custo financeiro pode ser alto.

Ter a marca registrada traz uma série de benefícios que vão além da proteção legal. Com a marca registrada há a segurança de que ninguém mais pode usar um nome ou símbolo semelhante, o que fortalece a posição da clínica no mercado. Além disso, uma marca registrada pode ser licenciada ou franqueada, abrindo novas oportunidades de negócios.

O processo de registro é mais simples do que muitos imaginam e envolve etapas claras, desde a verificação de disponibilidade até o depósito do pedido no Instituto Nacional da Propriedade Industrial (INPI). Esse pequeno investimento de tempo e recursos pode proporcionar uma proteção duradoura para a clínica.

8.2 Proteção de dados pessoais (LGPD)

A Lei Geral de Proteção de Dados (LGPD), existente desde 2018 e em vigor desde 2021, foi criada para estabelecer um sistema de proteção de dados pessoais no Brasil, inspirado na legislação europeia. A essência da LGPD é simples: os dados pessoais pertencem aos indivíduos e, portanto, não podem ser tratados livremente por empresas ou pessoas físicas. O uso desses dados deve ser justificado legalmente, seja através do consentimento do titular ou por outras hipóteses previstas na lei. A intenção da lei não é impedir o uso de dados, mas garantir que sejam utilizados de maneira prudente e sem abusos.

Para clínicas odontológicas, a LGPD tem implicações diretas. Sempre que um paciente for cadastrado, é necessário esclarecer por meio de uma *Política de Privacidade* quais informações serão coletadas, a razão dessa coleta e se esses dados serão compartilhados com terceiros. A lei não se aplica apenas a dados digitais, mas também a dados físicos. Portanto, o dentista que apenas anote o nome e o e-mail do paciente em uma ficha, tratará dados pessoais e precisará cumprir a LGPD.

Dados pessoais incluem qualquer informação que identifique ou permita identificar uma pessoa, como nome, CPF, entre outros. Alguns dados são considerados sensíveis, como origem racial, convicção religiosa, opinião política, filiação a sindicatos, informações sobre saúde ou vida sexual e dados genéticos ou biométricos. Esses dados requerem um tratamento ainda mais rigoroso pela lei. As consequências de não cumprir a LGPD incluem multas pesadas pela Autoridade Nacional de Proteção de Dados (ANPD), processos judiciais movidos por pacientes e eventuais danos à reputação da clínica.

O primeiro passo para adequar-se à LGPD é identificar todos os dados pessoais tratados na clínica, seja de pacientes, empregados ou fornecedores. Em seguida, é necessário definir o motivo da coleta desses dados e o tempo de armazenamento, considerando as normas que fixam prazos para o arquivamento de prontuários. Após essa fase inicial, será preciso um conhecimento técnico mais apurado para verificar se a coleta é necessária e qual fundamento legal deve ser utilizado.

Não basta somente pedir o consentimento dos pacientes, visto que alguns dados pessoais são mantidos por outras justificativas legais, como a exigência regulamentar de arquivamento de prontuários.

Será necessário revisar contratos, criar uma política de privacidade, termos de uso, procedimentos e mapear toda a jornada de tratamento de dados na clínica. O uso de cada dado pessoal deve ter um fundamento legal, protegendo as informações pessoais e a privacidade de todos. A implementação dessas normas é específica para cada modelo de consultório e clínica, sendo impossível copiar o programa de outra empresa, mesmo que do mesmo ramo. Somente uma análise customizada poderá mitigar os riscos mais graves.

8.3 Proteção trabalhista

A proteção trabalhista em clínicas odontológicas é mais um aspecto importante para garantir um sono tranquilo do profissional que tem uma clínica odontológica.

Um dos pontos mais críticos é a relação com dentistas parceiros, que devem ter essa parceria bem estruturada, estabelecendo claramente os direitos e deveres de ambas as partes de modo a afastar a existência de vínculo trabalhista.

Nesse aspecto, é preciso ter cuidado redobrado pois a justiça trabalhista preocupa-se bastante com a verdade fática, não apenas com documentação. Falsos contratos de sublocação para outros profissionais costumam ser facilmente afastados por meio de prova testemunhal que confirme a existência de uma realidade fática diversa.

Para os funcionários, a assinatura de termos de confidencialidade é de extrema importância. Esses documentos garantem que as informações sensíveis e confidenciais da clínica e dos pacientes sejam protegidas, evitando possíveis vazamentos de dados que podem comprometer a reputação e a segurança da clínica.

Além disso, é importante que a clínica tenha um regulamento interno que crie regras específicas, como a utilização de celulares no ambiente de trabalho. Esse regulamento ajuda a manter um ambiente profissional e focado, minimizando distrações e aumentando a produtividade.

Outro ponto é a implementação de uma política de sanções bem delineada. Essa política deve definir claramente as consequências para o descumprimento das regras estabelecidas, permitindo que a clínica tome as medidas necessárias para corrigir comportamentos inadequados. Ao ter uma política de sanções bem definida, a clínica consegue lidar de maneira justa e transparente com eventuais problemas, promovendo um ambiente de trabalho mais harmonioso e eficiente.

Além dessas medidas, é recomendável que a clínica realize treinamentos periódicos com os funcionários abordando temas como ética profissional, proteção de dados e boas práticas no ambiente de trabalho. Esses treinamentos não só reforçam a importância das regras estabelecidas, mas também incentivam uma cultura de conformidade e responsabilidade dentro da clínica.

8.4 Proteção da sociedade (acordo de sócios)

É comum que sócios se unam para criar clínicas odontológicas, mas, infelizmente, muitas vezes eles se esquecem da importância de ter um acordo de sócios. Esse é um documento que qualquer sociedade empresarial, incluindo as clínicas odontológicas, precisam ter para manter a estabilidade da empresa.

Uma sociedade pode ter divergências internas entre sócios que envolvem desde a gestão do negócio, diferenças de visão e objetivos, disputas financeiras e até mesmo questões pessoais que podem afetar a relação profissional. Se não houver um documento escrito previamente sobre como lidar com essas situações, a sociedade pode enfrentar conflitos que podem levar à sua dissolução ou a prejuízos significativos.

É importante diferenciar o contrato social do acordo de sócios. O contrato social é o documento público que formaliza a constituição da sociedade, estabelecendo as regras básicas de funcionamento, a distribuição de cotas e os direitos e deveres gerais dos sócios. Já o acordo de sócios é um documento privado e complementar que detalha aspectos mais específicos da relação entre os sócios, abordando questões que o contrato social não cobre em profundidade.

Portanto, um acordo de sócios é uma ferramenta utilizada para mitigar esses riscos e assegurar a manutenção da sociedade. Este documento é elaborado para regulamentar, previamente, como resolver os problemas que possam surgir entre os sócios. Ele define claramente os direitos e deveres de cada sócio, estabelece procedimentos para a tomada de decisões, distribuição de lucros, entrada e saída de novos sócios e a resolução de conflitos. Ao ter essas regras bem definidas, os sócios podem evitar muitos dos problemas que geralmente afetam as sociedades.

Ele também pode incluir cláusulas específicas para situações de impasse, métodos de avaliação da empresa em caso de venda de participação societária, e procedimentos para a sucessão em caso de falecimento ou incapacidade de um dos sócios, entre qualquer outra informação que seja necessária para a situação específica daquela sociedade.

Em resumo, um acordo de sócios é essencial para a estabilidade e o sucesso a longo prazo de qualquer clínica odontológica. Ele oferece uma estrutura clara para a gestão e resolução de conflitos, protegendo os interesses de todos os sócios e garantindo que a sociedade possa prosperar mesmo diante de desafios inevitáveis.

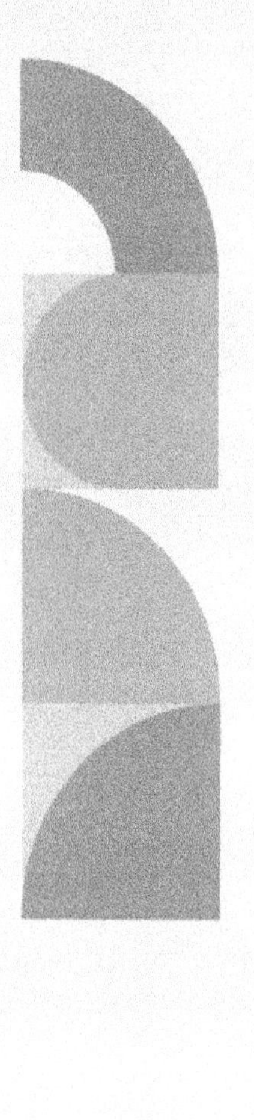

9. CONCLUSÕES

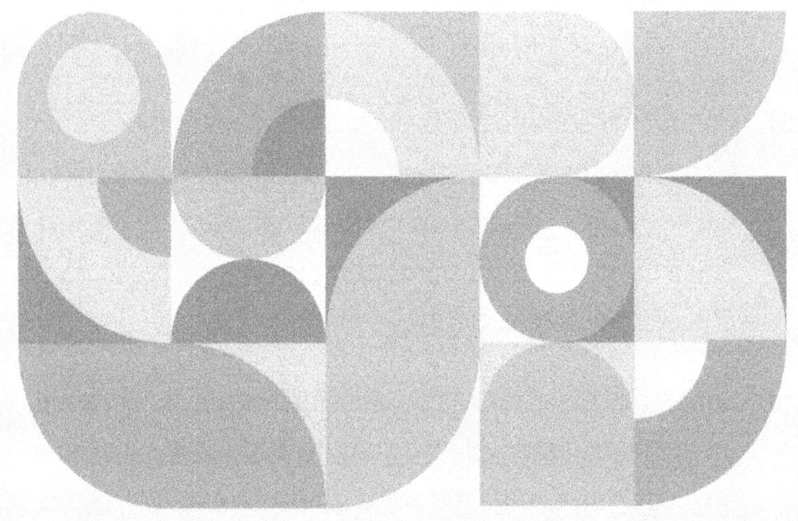

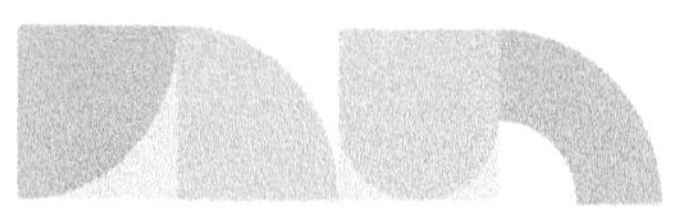

1) O aumento dos processos odontológicos, especialmente na implantodontia, reforça a necessidade de adotar medidas preventivas para minimizar os riscos e evitar condenações.

2) O protocolo do implante juridicamente seguro compreende a atenção aos 3 Cs: capacidade técnica, comportamento centrado no paciente e comprovação jurídica.

3) Capacidade técnica: reconhecer as limitações e investir em educação continuada são essenciais para evitar a armadilha do excesso de confiança (efeito Dunning-Kruger) e assegurar a prática odontológica segura.

4) Comportamento centrado no paciente: a transformação da relação entre dentista e paciente em uma relação horizontal demanda que a confiança seja conquistada por meio de uma comunicação transparente e do empenho na criação de um relacionamento sólido.

5) Comprovação jurídica: O prontuário odontológico é uma ferramenta essencial para garantir a qualidade do cuidado e a segurança jurídica do profissional. Além de dever é a única forma do profissional comprovar a correção da sua atuação perante a justiça.

6) Superar as expectativas do paciente através de um atendimento humanizado e focado nas necessidades individuais é uma das chaves para fortalecer a relação e prevenir litígios.

7) O momento correto para alinhar as expectativas do paciente é antes de iniciar o tratamento e é essencial para evitar descontentamentos futuros.

8) Lidar de forma proativa e estruturada com as reclamações dos pacientes é uma conduta que evita que insatisfações se transformem em processos judiciais.

9) Evitar uma comunicação violenta e reativa é essencial ao lidar com pedidos de reembolso, buscando sempre manter o diálogo aberto e respeitoso.

10) Um fluxo de trabalho bem delineado para situações de reembolso, que inclui escuta ativa, análise cuidadosa e resposta ponderada é vital para resolver reclamações de pacientes.

11) A insatisfação do paciente com o resultado, em regra, não garante automaticamente o direito ao reembolso, salvo em casos de comprovado erro técnico, sendo certo que há três situações em que o acordo pode ser interessante: I) erro técnico da clínica; II) prontuário deficiente; III) custo do processo elevado.

12) Negociar acordos extrajudiciais de forma clara e documentada pode ser uma solução eficaz para evitar litígios, sem que isso implique em admissão de culpa, sendo certo que o profissional não deve efetuar a devolução de valores sem a assinatura de documento de acordo escrito.

13) Responder reclamações nas redes sociais de forma correta pode transformar situações negativas em oportunidades de demonstrar comprometimento com a qualidade do atendimento.

14) A ausência de um prontuário completo pode resultar em decisões judiciais desfavoráveis ao profissional, comprometendo sua defesa em juízo.

15) Uma anamnese detalhada e um histórico clínico preciso são fundamentais para um diagnóstico seguro, evitando complicações futuras.

16) Exames de imagens, radiografias e fotografias são essenciais para o planejamento e acompanhamento do tratamento, além de servirem como provas valiosas em caso de processos judiciais.

17) A correta emissão e gestão de atestados, receitas e declarações garantem a conformidade legal e a privacidade do paciente.

18) Fornecer e documentar orientações claras ao paciente sobre os cuidados pós-tratamento é ponto importante para o sucesso do procedimento e a proteção jurídica do dentista.

19) Um contrato de prestação de serviços bem estruturado define as regras do relacionamento profissional e protege ambas as partes de desentendimentos e litígios. É o meio do profissional estipular as "regras do jogo" da sua clínica.

20) Um plano de tratamento detalhado, que expõe as opções e custos ao paciente, é fundamental para alinhar expectativas e resguardar o profissional juridicamente. As opções devem ser sempre as tecnicamente viáveis.

21) O termo de uso de imagem é essencial para a divulgação de fotos de pacientes nas redes sociais, garantindo o respeito ao direito de imagem e à privacidade.

22) O termo de finalização e satisfação formaliza a conclusão do tratamento, servindo como proteção jurídica contra eventuais mudanças de percepção do paciente.

23) A ficha de evolução é um registro minucioso do atendimento odontológico, essencial para a transparência e responsabilidade compartilhada, funcionando como um verdadeiro "diário". Documente as faltas e a não observância das recomendações por parte do paciente e peça para ele assinar.

24) O termo de consentimento livre e esclarecido (TLCE) é uma peça-chave para garantir que o paciente esteja plenamente informado e comprovar o seu consentimento com o tratamento realizado, sendo peça fundamental para a defesa em processos judiciais.

25) Os dentistas podem enfrentar responsabilidades ética, penal e civil, sendo a última a mais comum e focada na reparação de danos causados por sua prática profissional.

26) A responsabilidade civil do cirurgião-dentista (pessoa física) é subjetiva, exigindo a prova de culpa (imperícia, imprudência ou negligência) para que haja condenação.

27) A responsabilidade civil das clínicas odontológicas (empresa) é objetiva (não precisa de comprovar a culpa) para atos administrativos ("extra odontológicos") e subjetiva derivada para hipóteses de atos odontológicos (acusação de erro profissional), exigindo a comprovação de conduta culposa do dentista para que a clínica seja condenada.

28) A iatrogenia, por não ser decorrente de culpa, não gera responsabilidade civil, sendo considerada um risco inerente ao procedimento odontológico.

29) Na implantodontia, a justiça ainda entende que o profissional assume obrigação de resultado. Contudo, é preciso alterar esse entendimento, visto que o implante é tratamento de caráter misto (funcional e estético), fracionando-se suas etapas e entendendo que, no mínimo, a parte cirúrgica é uma obrigação de "meio".

30) É preciso evoluir no conceito de obrigação de meio e resultado e realizar essa distinção apenas no caso concreto, com base na assunção de riscos. Quando o profissional cientifica o paciente de todos os riscos e determina as expectativas que o paciente pode ter do tratamento, a obrigação de resultado pode se transformar em uma obrigação de meio.

31) Um processo de cobrança deve ser estruturado com clareza e respeito, evitando práticas abusivas e mantendo o profissional resguardado juridicamente. Na cobrança de dívidas, é proibido adotar práticas vexatórias, expor o paciente a constrangimentos ou pressionar terceiros.

32) Registrar a marca da clínica odontológica é uma medida essencial para proteger a identidade do negócio e evitar conflitos de propriedade intelectual.

33) A conformidade com a Lei Geral de Proteção de Dados (LGPD) é obrigatória para clínicas odontológicas, que devem adotar práticas de segurança e transparência no tratamento de dados dos pacientes.

34) É fundamental que as clínicas odontológicas garantam a conformidade com as leis trabalhistas, tendo especial cuidado com o tratamento dos dentistas parceiros, bem como com a adoção de regulamento interno e termos de confidencialidade com os funcionários.

35) Um acordo de sócios bem estruturado define as regras de funcionamento da sociedade, prevenindo conflitos e assegurando a continuidade do negócio em casos de desentendimentos.

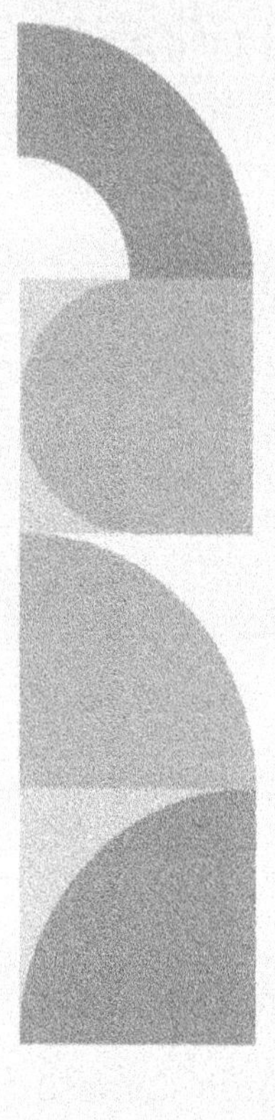

10. MODELO DE TCLE (IMPLANTE)

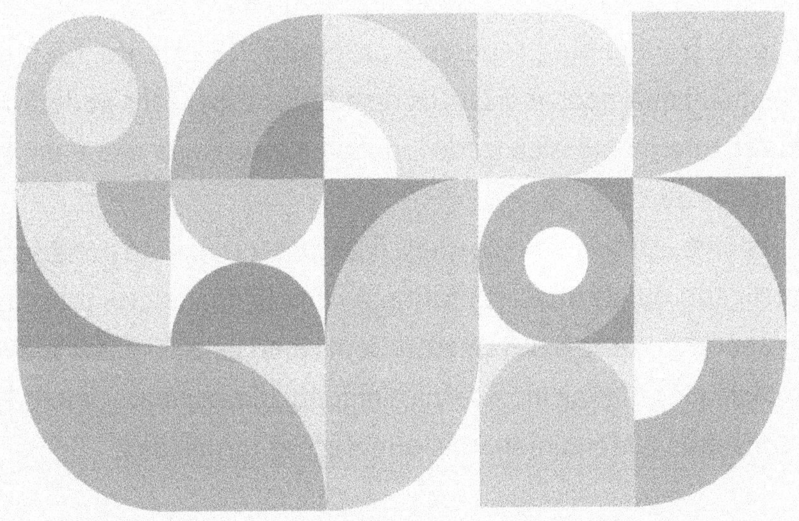

TERMO DE CONSENTIMENTO LIVRE E ESCLARECIDO (IMPLANTE)

Prontuário nº: ______________________________

Paciente ______________________________

Nome: ______________________________

CPF nº: ____________________ Telefone: ______________

O QUE VOCÊ, PACIENTE, DEVE SABER ANTES DE CONSENTIR?

Eu compreendo que devo informar todas as doenças preexistentes de meu conhecimento e o uso de qualquer tipo de medicamento, bem como que qualquer omissão pode interferir negativamente no tratamento e na resposta biológica do meu organismo à técnica empregada, podendo ocasionar danos irreversíveis à minha saúde bucal e geral.

Estou ciente, ainda, de que a CONTRATADA se compromete a utilizar as técnicas e os materiais adequados à execução do plano de tratamento proposto e aprovado. No entanto, fui informado(a) que, apesar disso, os resultados esperados poderão não ser totalmente alcançados, pois a odontologia não é uma ciência exata.

Por fim, estou ciente de que o prazo de tratamento pode ser prorrogado ou alterado conforme a complexidade que o caso apresentar durante o tratamento, bem como pela resposta biológica do meu organismo à técnica empregada, comparecimento às consultas e atendimento às orientações fornecidas.

DO PROCEDIMENTO E BENEFÍCIOS DO TRATAMENTO:

Estou ciente de que o objetivo do tratamento é substituir os dentes perdidos ou que tenham indicação de extração, trazendo benefícios de restabelecimento das funções do aparelho mastigatório e ganho estético. Por meio da cirurgia, que requer anestesia, são inseridos cilindros de titânio ou zircônia, semelhantes a parafusos, dentro do osso maxilar (dentes de cima) ou mandibular (dentes de baixo). Existem diferentes tipos de implante dental e somente após o estudo individual de cada caso é possível avaliar o tipo mais adequado. O implante adere ao osso por meio da osseointegração, proporcionando estabilidade similar aos dentes naturais. Ele substitui a raiz do dente, permitindo a colocação de uma prótese. O tratamento é complexo e personalizado, sendo necessário seguir etapas específicas.

A interrupção antecipada do tratamento pode ser prejudicial e acarretar a perda do implante. Em alguns casos, pode ser necessária a realização de cirurgia prévia para colocação de enxerto ósseo, seguida da fase de osseointegração. Após a cirurgia, pode ser necessário aguardar a osseointegração antes de moldar e instalar a prótese. Na cirurgia de reabertura será avaliada a fixação do implante, podendo haver necessidade de nova cirurgia. Após a prova dos dentes e a autorização para a confecção da prótese definitiva, não será possível refazê-las sem custo adicional. Pacientes com perda acentuada de volume ósseo têm maiores chances de perda do implante e podem necessitar de cirurgias complementares ou alteração do plano de tratamento. Em alguns casos, pode ser usada a técnica de "carga imediata" para colocar a prótese sem maior espera para a osseointegração.

RISCOS DO TRATAMENTO PROPOSTO:

Fui informado(a) que o tratamento pode apresentar os seguintes riscos:

Quebra do implante: Pode ocorrer especialmente em pacientes com mordida desajustada, que consomem em excesso alimentos muito rígidos durante o período de cicatrização, ou pacientes com bruxismo (que apertam e/ou rangem os dentes) que devem usar placa miorrelaxante tendo em vista a força exercida nos implantes.

Inflamações no implante: Quando há dor, inchaço, sangramento ou formação de secreção na região do implante é sinal de que o implante pode estar com inflamação. Há diversos fatores que podem ocasionar essa inflamação, como a própria resposta biológica do organismo do paciente, mas o mais comum é o advindo da não realização correta da higiene bucal pelo paciente.

Lesão no nervo da mandíbula: Na região do fundo da boca, na arcada de baixo, há um nervo que pode ser lesionado durante a cirurgia, ocasionando uma sensação de dormência ou formigamento (parestesia) que poderá durar meses ou até ser irreversível. Se o paciente sentir essa sensação deverá procurar imediatamente o profissional para avaliar o caso.

Dificuldade na adaptação: Como ocorre com outras partes do corpo, ao colocar uma prótese dentária o paciente deverá ter paciência durante o período de adaptação, que pode levar um tempo aproximado de 18 meses, de modo que se deve treinar a fala (ler em voz alta, cantar em voz alta, falar em frente ao espelho e realizar testes fonéticos); mastigar inicialmente alimentos pastosos e ir aumentando gradativamente a consistência dos alimentos. Em relação à estética, na fase de adaptação é recomendável que sorria em frente ao espelho e faça mímicas faciais que ajudam na aceitação da prótese pelo paciente, assim como sua maior segurança diante outras pessoas.

Outros riscos: Danos a dentes, restaurações ou elementos protéticos próximos; Infecção pós-operatória, com necessidade de tratamento (custos adicionais serão assumidos pelo paciente); Abertura da boca reduzida por alguns dias; Fratura maxilo-mandibular (quebra ou rompimento do osso da mandíbula ou da maxila); Problemas inerentes à anestesia e seus riscos, bem como reação alérgica ao titânio do implante dental. Após a finalização do procedimento, pode ocorrer a quebra dos dentes do protocolo, já que o paciente estará em fase de adaptação, buscando entender a força necessária para a realização da mastigação. Por isso o paciente dever ter cuidado redobrado nessa fase e, caso ocorra quebra, deverá pagar separadamente para a realização de novo procedimento reparador.

Tempo de durabilidade: O paciente deve estar ciente de que nenhum tratamento odontológico tem prazo indeterminado, motivo pelo qual os implantes costumam durar de 15 a 20 anos, não se podendo dar uma previsão exata em função de que esse prazo é influenciado pelo comportamento do paciente com higienização, consultas de manutenção regulares e demais cuidados. Assim, é fundamental o retorno periódico ao profissional para que seja possível realizar esse acompanhamento, sob pena de perda da durabilidade do procedimento por culpa exclusiva do paciente.

Fatores de risco: Falhas na limpeza dos dentes, o hábito de fumar, a falta de realização da manutenção periódica semestral e a existência de diabetes descompensada aumentam a chance de problemas com o implante dental, incluindo sua perda.

Por fim, estou ciente de que a lista acima não inclui todas as ocorrências conhecidas ou possíveis de acontecer durante ou após o tratamento. A lista acima arrola apenas os efeitos colaterais e adversos mais comuns.

CUIDADOS QUE DEVEM SER TOMADOS APÓS O PROCEDIMENTO:

Fui esclarecido(a) sobre a necessidade de manter rígida higiene bucal, uso de medicamentos prescritos, evitar bebidas alcoólicas, anfetaminas e cigarros e seguir recomendações de repouso, bem como estou ciente de que ausências às consultas e não seguir as orientações podem prejudicar o tratamento, devendo acatar rigorosamente as prescrições e manter meus dados cadastrais atualizados.

Declaro, ainda, estar ciente de que devo retornar para consultas de manutenção semestrais, sob pena de perder o implante por minha culpa exclusiva, devendo pagar por eventuais procedimentos reparadores.

OBSERVAÇÕES FINAIS: ______________________________

____

____

____

____

DO CONSENTIMENTO:

Portanto, estando ciente dos pontos acima mencionados e não possuindo mais qualquer dúvida, aceito e autorizo a execução do tratamento, manifestando meu consentimento livre e esclarecido de todos os riscos.

_____ de _____________ de _____

____

Paciente

REFERÊNCIAS

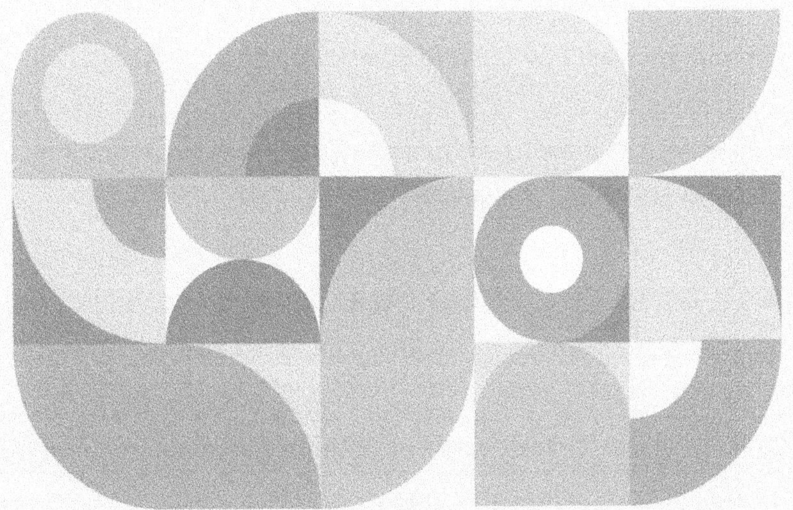

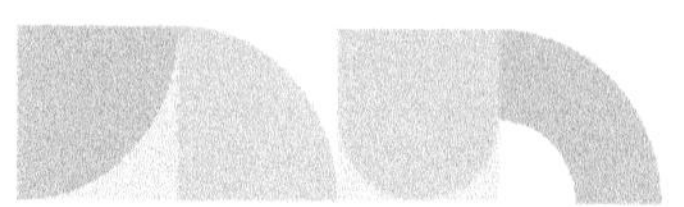

ARANTES, Artur Cristiano. **Responsabilidade civil do cirurgião dentista**. Leme: Mizuno, 2016.

BENJAMIN, Antônio Herman; MARQUES, Claudia Lima Marques; BESSA, Leonardo Roscoe. **Manual de Direito do Consumidor**. 3ª ed. São Paulo: Revista dos Tribunais, 2010.

CALADO, Julio Cezar Ribeiro. **Como exercer a odontologia com segurança jurídica: manual didático para dentistas e advogados**. Curitiba: Juruá, 2014.

CATTANI, Guilherme. **Guia jurídico da harmonização facial: do primeiro contato ao pós-tratamento com segurança jurídica**. Barueri: Novo Século, 2023.

COCKEREL, Lee. **A magia do atendimento: as 39 regras essenciais para garantir serviços excepcionais**. São Paulo: Saraiva, 2013.

COLTRI, Marcos Vinicius. **Responsabilidade civil em odontologia: a perícia é a rainha das provas**. Piracicaba: [s. n.], 2020.

CONTI, Matilde Carone Slaibi. **Direito odontológico**. Niterói: Comunitá, 2012.

DARUGE, Eduardo. **Tratado de odontologia legal e deontologia**. Rio de Janeiro: Guanabara Koogan, 2019.

GONÇALVES, Carlos Roberto. **Direito civil brasileiro: responsabilidade civil - v. 4**. 11ª ed. São Paulo: Saraiva, 2016.

TEPEDINO, Gustavo. **Fundamentos do direito civil: responsabilidade civil**/ Gustavo Tepedino, Aline de Miranda Valverde Terra, Gisela Sampaio da Cruz Guedes. 5ª ed. Rio de Janeiro: Forense, 2024.

KFOURI NETO, Miguel. **Responsabilidade civil do médico**. 11ª ed. São Paulo: Thomson Reuters Brasil, 2021.

NIGRE, André Luís. **O atuar do cirurgião-dentista: direitos e obrigações**. 2ª ed. Rio de Janeiro: Rubio, 2015.

PAULA, Giselle. **Cliente feliz dá lucro: descubra as melhores práticas desenvolvidas pela cofundadora do ReclameAqui**. São Paulo: Buzz, 2021.

RENTERIA, Pablo. **Obrigações de meio e de resultado**. Rio de Janeiro: Forense, 2011

ROSENBERG, Marshall B. **Comunicação não violenta: técnicas para aprimorar relacionamentos pessoais e profissionais**. Tradução Mário Vilela. São Paulo: Ágora, 2021.

SIMONELLI, Osvaldo (coordenação). **Direito preventivo para profissionais da saúde** - v. 1. Arujá: IPDMS, 2022.

SOARES, Elionai Dias. **Meu paciente, meu amigo ou meu vilão?** São Paulo: Livronovo, 2009.

Este livro foi produzido pela
LC Design & Editorial, na primavera de 2024.
Fontes *Fira Sans e Jost Black.*

www.ingramcontent.com/pod-product-compliance
Ingram Content Group UK Ltd.
Pitfield, Milton Keynes, MK11 3LW, UK
UKHW021935200726
13853UKWH00011B/2178